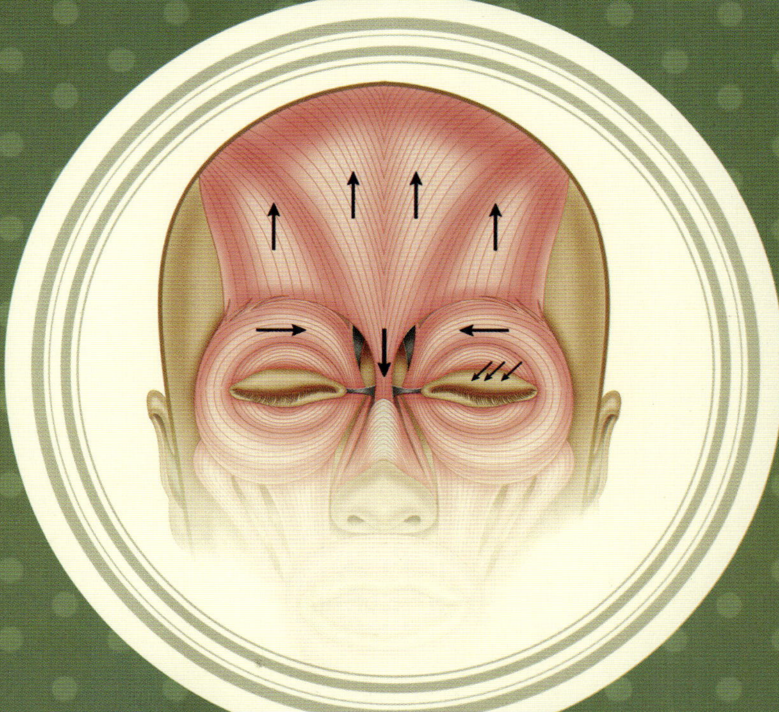

PROCEDIMENTOS NÃO CIRÚRGICOS NO REJUVENESCIMENTO FACIAL

PROCEDIMENTOS NÃO CIRÚRGICOS NO REJUVENESCIMENTO FACIAL

Avaliação e Tratamento

Cristina Pires Camargo
Cirurgiã Plástica Pós-Graduanda da FMUSP
Membro da SBCP

Rolf Gemperli
Professor-Associado da FMUSP
Regente da Disciplina de Cirurgia Plástica
Chefe do Serviço de Cirurgia Plástica do Hospital das Clínicas da FMUSP

REVINTER

Procedimentos Não Cirúrgicos no Rejuvenescimento Facial – Avaliação e Tratamento

ISBN 978-85-372-0584-6

Ilustrações:
RODRIGO TONAN

CIP-BRASIL. CATALOGAÇÃO NA PUBLICAÇÃO
SINDICATO NACIONAL DOS EDITORES DE LIVROS, RJ

C176m

Camargo, Cristina Pires
Procedimentos Não Cirúrgicos no Rejuvenescimento Facial – Avaliação e Tratamento / Cristina Pires Camargo, Rolf Gemperli. - 1. ed. - Rio de Janeiro : Revinter, 2015.

il.

Inclui bibliografia e índice
ISBN 978-85-372-0584-6

1. Face - Cirurgia. 2. Rejuvenescimento. I. Gemperli, Rolf. II. Título.

14-12024 CDD: 617.520592
CDU: 617.53

A precisão das indicações, as reações adversas e as relações de dosagem para as drogas citadas nesta obra podem sofrer alterações.
Solicitamos que o leitor reveja a farmacologia dos medicamentos aqui mencionados.
A responsabilidade civil e criminal, perante terceiros e perante a Editora Revinter, sobre o conteúdo total desta obra, incluindo as ilustrações e autorizações/créditos correspondentes, é do(s) autor(es) da mesma.

Livraria e Editora REVINTER Ltda.
Rua do Matoso, 170 – Tijuca
20270-135 – Rio de Janeiro – RJ
Tel.: (21) 2563-9700 – Fax: (21) 2563-9701
livraria@revinter.com.br – www.revinter.com.br

PREFÁCIO

Quando surgiu a ideia de editar um livro que ditasse os procedimentos não cirúrgicos que podiam ser aplicados na face, ficou inicialmente a impressão de que "são procedimentos fáceis de se realizar, porém com a obtenção de resultados difíceis de se prever".

Durante anos ministrando aulas e cursos a respeito do uso da toxina botulínica e dos preenchedores, verificou-se o aumento de seu uso, em algumas ocasiões até abusivo, que fez com que fôssemos estimulados a promover a metodização e o uso correto destes produtos.

No intuito de elaborar normas para sua utilização, foi de fundamental importância descrever a anatomia dos diversos segmentos da face, para que os produtos possam ser utilizados para suavizar rugas de expressão, preencher sulcos ou salientar determinadas regiões.

Em capítulo específico são descritos em detalhes os diversos produtos disponíveis no mercado, tanto as toxinas botulínicas quanto os *preenchederm.*

A abordagem diferencial dos pacientes de acordo com a etnia, gênero e estratigrafia da pele é descrita utilizando método de avaliação específico.

Desta forma, acreditamos que este livro será útil para consulta e aprendizado destes tipos de procedimentos não invasivos.

Cristina Pires Camargo
Rolf Gemperli

SUMÁRIO

INTRODUÇÃO 1

1 **AVALIAÇÃO DO PACIENTE (MIRROR®)** 3
Considerações Gerais 3
Exame Físico 4
Referências Bibliográficas 18

2 **ANESTESIA LOCAL E BLOQUEIOS** 19
Analgesia Tópica 19
Anestesia Local 20
Anestesia Infiltrativa 21
Bloqueio Anestésico 21
Preenchimento Associado a Anestésico 23
Referências Bibliográficas 23

3 **PLANEJAMENTO E PREPARAÇÃO PARA PROCEDIMENTOS** 25
Formulação Noturna 26
Formulações Diurnas 27
Suplementação de Nutrientes 28
Situações Clínicas a Serem Consideradas 28
Planejamento 29
Formulações 30
Referências Bibliográficas 31

4 **TRATAMENTO GLOBAL DO TERÇO SUPERIOR** 33
Fronte 33
Elevação Total 37
Glabela 37
Rugas Periorbitárias 38
Referência Bibliográfica 39

5 TRATAMENTO GLOBAL DO TERÇO MÉDIO . . . 41
Rugas Nasais . . . 41
Sulco Nasojugal . . . 42
Ponta Nasal . . . 42
Sorriso Gengival . . . 44
Projeção Malar . . . 44
Sulco Nasogeniano . . . 45
Referências Bibliográficas . . . 45

6 TRATAMENTO GLOBAL DO TERÇO INFERIOR . . . 47
Lábios . . . 47
Comissuras Labiais . . . 49
Bigode Chinês ou Linha de Marionete . . . 49
Mento . . . 49
Rugas Faciais . . . 51
Hipertrofia de Masseter . . . 51
Margem Mandibular . . . 51
Região Cervical . . . 52
Referências Bibliográficas . . . 53

7 ASSOCIAÇÕES DE TERAPÊUTICAS . . . 55
Associação de Tratamentos na Mesma Sessão . . . 55
Associação de Toxina Botulínica e/ou Preenchedor com Equipamentos 56
Associação de Substâncias Injetoras . . . 57
Referências Bibliográficas . . . 57

8 ZONAS DE PERIGO, COMPLICAÇÕES E MEDIDAS DE PREVENÇÃO . . . 59
Toxina Botulínica . . . 59
Eventos Relacionados com a Toxina Botulínica Tipo A . . . 61
Região Frontal . . . 62
Região Glabelar . . . 63
Região Orbicular . . . 63
Região do Terço Médio da Face . . . 63
Região do Terço Inferior . . . 64
Região Cervical . . . 64
Eventos Relacionaddos ao Preenchimento . . . 65
Referências Bibliográficas . . . 65

CONSIDERAÇÕES FINAIS . . . 67

ÍNDICE REMISSIVO . . . 69

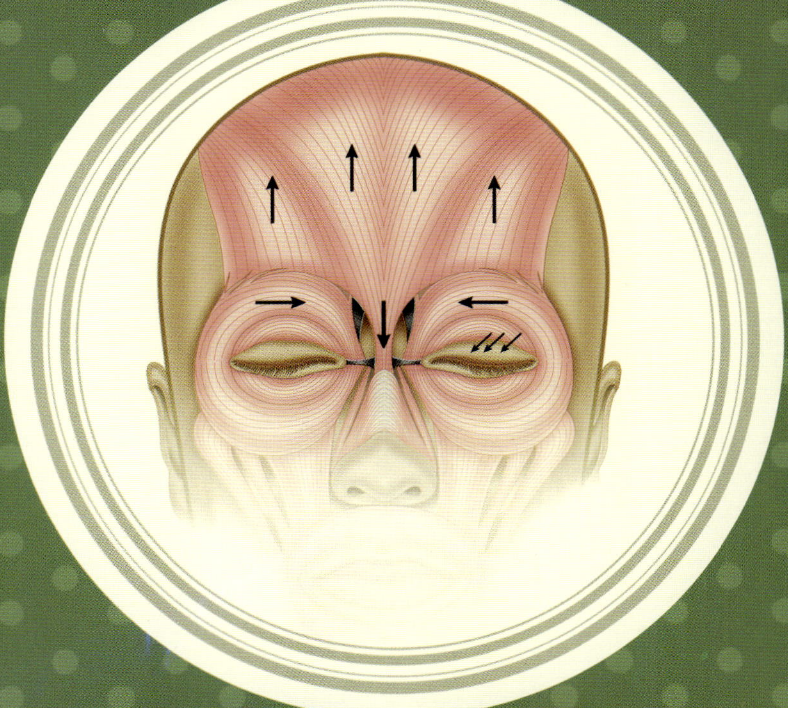

PROCEDIMENTOS NÃO CIRÚRGICOS NO REJUVENESCIMENTO FACIAL

INTRODUÇÃO

A ideia de escrever este livro ocorreu durante as aulas de toxina botulínica e preenchedores para colegas. Atualmente, vivenciamos uma era em que temos em mãos várias técnicas de aplicação e diferentes tipos de substâncias que nos auxiliam no tratamento do envelhecimento facial.

Os próximos capítulos sugerem nova abordagem dos pacientes, de acordo com etnia, gênero e estratigrafia da pele por meio do método de avaliação MIRROR® *(Minimal Invasive Rejuvenation Resources for Optmal Results)*.

Para fins didáticos, foi adotada a unidade de onabotulinotoxin A (Botox®), por ser a marca mais antiga no mercado.

A toxina botulínica é um produto biológico, apresenta características diferentes e as doses não são intercambiáveis. Assim, a FDA adotou nomes e doses diferentes para cada marca de toxina (Quadro 1).

Quadro 1. Relação dos nomes comerciais, produtos biológicos e equivalência de doses*

Nome comercial	Substância	Dose equivalente
Botox®	onabotulinumtoxinA	1
Dysport®	abobotulinumtoxinA	2-3
Xeomin®	incobotulinumtoxinA	1

*Jandhyala R. Relative potency of incobotulinumtoxinA vs onabotulinumtoxinA a meta-analysis of key evidence. J Drugs Dermatol. 2012 Jun;11(6):731-6.

Há outras marcas no mercado brasileiro que não foram citadas por não terem avaliação do FDA, responsável pela determinação da nomenclatura e equivalência de doses.

1

AVALIAÇÃO DO PACIENTE (MIRROR®)

CONSIDERAÇÕES GERAIS

A avaliação do paciente é fundamental para o planejamento de seu tratamento. Essa troca de informações é preciosa, pois identificam-se os anseios do indivíduo, seu emocional, experiências anteriores, além de vários aspectos técnicos que serão discutidos nos próximos capítulos.

História pregressa, interrogatório dos demais sistemas, hábitos e higiene, doenças concomitantes, exame físico geral e específico são obrigatórios em qualquer avaliação médica.

Na história do paciente, a queixa deste é a introdução à consulta. A seguir, doenças autoimunes, neurológicas, infecções recorrentes e atuais, uso de medicamentos e hábitos devem ser pesquisados. Com todas essas informações em mãos, pode-se orientar a melhor terapêutica para cada indivíduo ou até contraindicar procedimentos. Nesse momento da consulta, é aconselhável a exposição dos procedimentos terapêuticos indicados, com explicações do modo de ação, de forma compreensível para o paciente, objetivos, resultados reais e tempo de duração do tratamento.

É interessante salientar que todos esses procedimentos são tempo-dependentes, e o resultado pode variar de acordo com o envelhecimento intrínseco e extrínseco.

EXAME FÍSICO

O exame físico começa pela observação do paciente (apresentação, postura, expressividade). Essas observações são relevantes para a terapêutica de toxina botulínica e/ou preenchimentos.

Ao se examinar o paciente, ele deve estar sentado. A ele ou ela é solicitado contrair a musculatura da face, onde serão observados força muscular, assimetrias, cicatrizes e restrições de movimentação (incluindo ptoses palpebrais ou outras alterações dessa região), presença ou não de excesso de pele e estado geral da pele. Com um espelho, solicitar ao paciente que indique na própria face o que lhe incomoda e as expectativas em relação à terapêutica.

Em geral, o procedimento de aplicação de toxina botulínica ou preenchimento dura apenas alguns minutos, enquanto que a fase de avaliação, explicação do tratamento e cuidados podem ocupar mais de 80% da consulta.

Pontos relevantes do exame físico

Grupos étnicos

O envelhecimento não pode ter um estereótipo: queda de estruturas da face, aparecimento de rugas e aumento da profundidade de sulcos e depressões. De acordo com as características étnicas pode haver alteração ou predomínio de uma dessas características presentes. Segundo o Consenso Americano de 2008, cada grupo tem suas peculiaridades, o envelhecimento é diferente e, portanto, tratamentos para rejuvenescimento devem ser abordados de acordo com essas alterações.[1]

Pacientes caucasianos apresentam, ao envelhecer, rugas periorbiculares, periorais, na fronte, na glabela, aprofundamento do sulco nasogeniano, queda da gordura malar e excesso de pele (Fig. 1-1).

Pacientes negros apresentam poucas rugas periorbiculares e orais, porém sulco nasogeniano muito profundo e aprofundamento de rugas glabelares, deixando o terço médio e a região central da face "pesados" (Fig. 1-2).[1,2]

Por sua vez, os orientais apresentam rugas periorbiculares discretas, bolsas palpebrais salientes, queda da sobrancelha, deixando as pálpebras mais fechadas e pesadas. Ainda, como particularidade dessa etnia, os lábios têm maior projeção que o nariz; ao envelhecer, essas estruturas perdem volume (Fig. 1-3).[1,3]

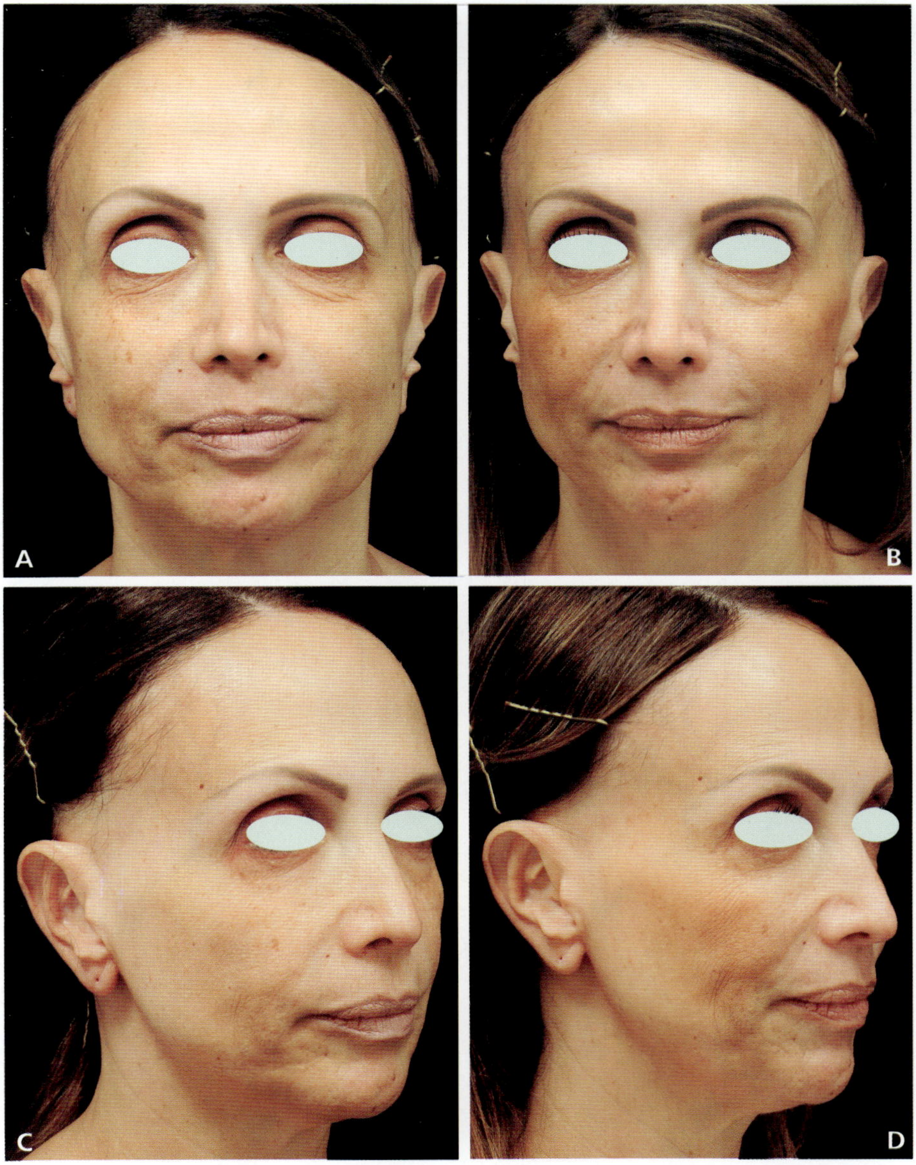

Fig. 1-1. (**A** e **C**) Paciente de etnia caucasiana. Apresenta, ao exame físico, manchas na pele, formação de rugas periorbiculares, peribucais, flacidez de pele e perda de definição da mandíbula. (**B** e **D**) Pós-tratamento com toxina botulínica e ácido hialurônico. Diminuição das rugas e melhora do contorno facial.

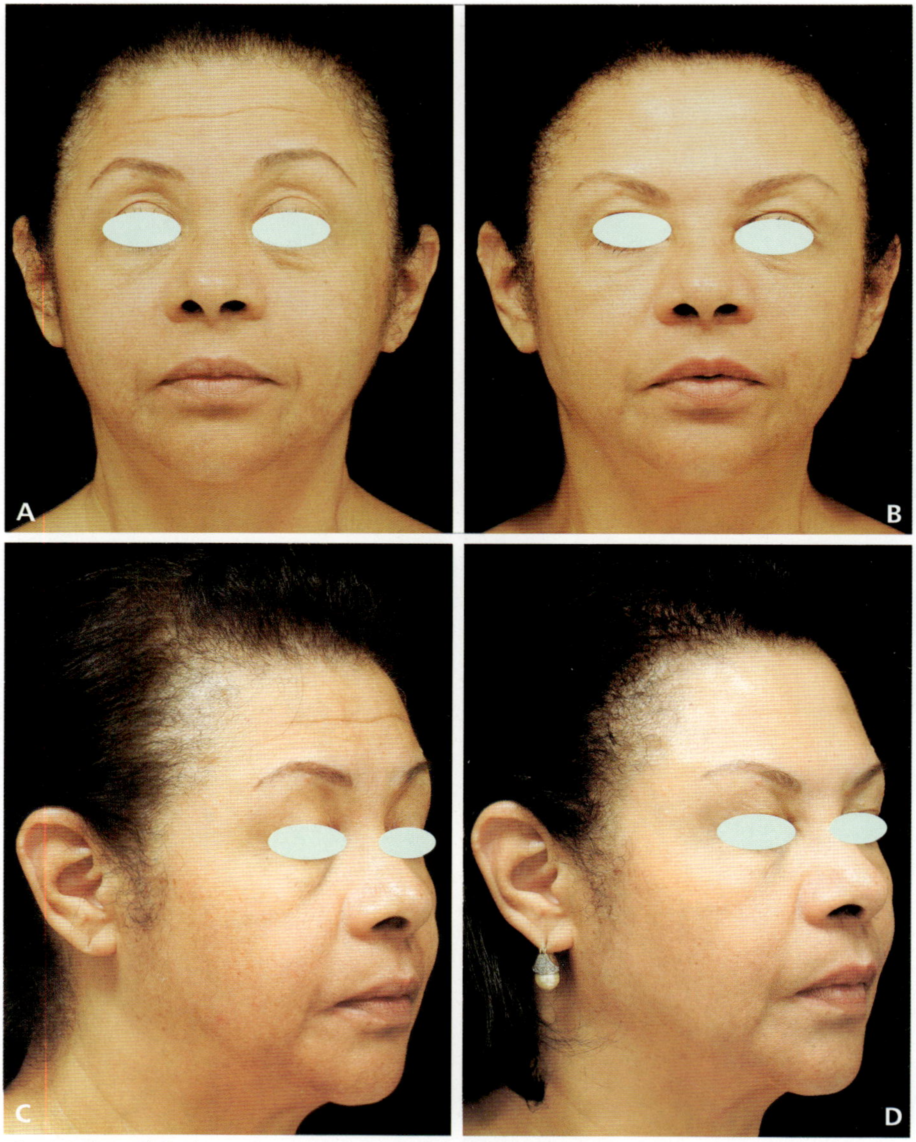

Fig. 1-2. (**A** e **C**) Paciente de etnia afrodescendente. Observam-se manchas na face, rugas glabelares e sulcos nasogenianos profundos. (**B** e **D**) Pós-tratamento da glabela com toxina botulínica e sulcos nasogenianos preenchidos com ácido hialurônico.

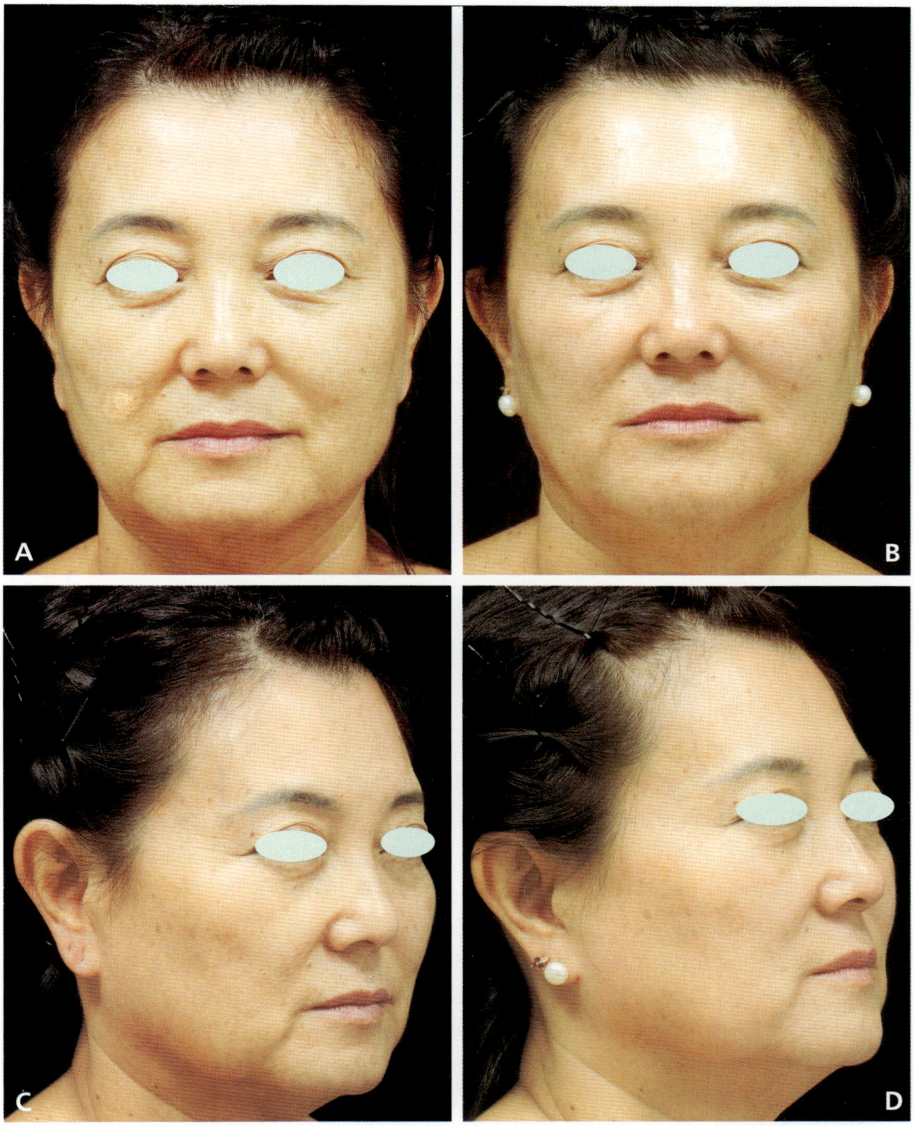

Fig. 1-3. (**A** e **C**) Paciente de etnia asiática. O processo de envelhecimento caracteriza-se por manchas na face, rugas periorbiculares discretas, diminuição da abertura ocular e perda de volume labial. (**B** e **D**) Pós-tratamento, abertura ocular com toxina botulínica e preenchimento dos lábios com ácido hialurônico.

Quadro 1-1. Comparação de sinais de envelhecimento da face entre diferentes grupos populacionais

Grupo étnico	Pele*	Terço superior	Terço médio	Terço inferior
Caucasiano	I-II-III, seca, normal, mista	Rugas, ptose	Rugas, excessos de pele	Perda do contorno mandibular
Africano	IV-V, oleosa	Rugas glabelares profundas, alongamento da pálpebra inferior	Sulco nasojugal e nasogeniano profundo	Perda do contorno mandibular
Asiático	III-IV, mista	Diminuição da abertura ocular	Perda de volume labial e projeção menos proeminente do terço médio da face	Sem grandes alterações
Hispânico	I-II-III-IV, oleosa	Queda da parte caudal da sobrancelha	Sulco nasogeniano profundo	Excesso de pele cervical

Caucasiano = europeu e americano.
*Classificação de Fitzpatrick.

Cobo *et al.* descreveram o predomínio deste grupo na América Latina, com exceção do Brasil. Os hispânicos apresentam pele espessa, oleosa, com tecido subcutâneo espesso, além de retrusão mentual. Essas características levam ao envelhecimento com queda das sobrancelhas, aprofundamento do sulco nasogeniano e excesso de pele cervical (Quadro 1-1).[4]

Há grupos ainda a ser estudados como os povos do oriente médio e o Brasil. Em decorrência da miscigenação neste último, podemos nos deparar com pessoas que têm características étnicas diferentes daquelas que foram descritas anteriormente. Há indivíduos brasileiros com estrutura óssea da etnia negra, porém com pele e distribuição do tecido adiposo, característica de caucasianos. Portanto, há inúmeras "combinações" étnicas que devem ser levadas em consideração (Quadro 1-1).[1-4]

Gênero

O rosto feminino ideal apresenta o terço superior menor que o médio, sobrancelhas arqueadas, nariz fino e boca proeminente. Já o indivíduo masculino caracteriza-se por fronte larga, sobrancelhas horizontais, nariz reto, porém mais largo que o padrão do sexo oposto (Quadro 1-2).[1]

Quadro 1-2. Comparação entre padrão ideal das faces feminina e masculina

Feminino	Masculino
Fronte suave	Fronte proeminente
Nariz pequeno, reto	Nariz grande (em relação ao padrão feminino)
Sobrancelhas arqueadas ou parte lateral arqueada	Sobrancelhas horizontais
Olhar aberto	Olhar mais fundo
Região malar e lábios proeminentes	Lábios largos, retos
Parte inferior fina, triangular ou em forma de coração do mento	Parte inferior do mento reta, quadrangular
Razão da face superior – inferior é menor comparando-se ao sexo masculino	Razão igual entre as partes superiores e inferiores da face

Outro fator que a literatura salienta é o padrão muscular feminino mais fraco, e o masculino mais forte. Essas características não dependem tanto do gênero e sim da hereditariedade. Muitas vezes, pode-se deparar com mulheres com musculatura frontal e região da glabela forte e homens com padrão mais fraco.[1]

Idade

Cada vez mais, pessoas com idade mais avançada procuram tratamentos estéticos como meio de melhorar a qualidade de vida. Alguns cuidados com esses pacientes devem ser ressaltados.

Inicialmente, observar se existem lesões cutâneas, como queratoses e até lesões cancerosas. A atrofia da pele e do tecido subcutâneo também deve ser observada. Em alguns casos, o tratamento dessas estruturas pode ser crucial para o resultado final.

Há de se observar a utilização da força muscular dos músculos frontais para elevar sobrancelhas e pálpebras superiores. Alguns pacientes idosos, principalmente do gênero masculino, podem apresentar enfraquecimento da força do levantador palpebral que é compensada pela ação dos músculos frontais. Caso isso ocorra, deve-se proceder à aplicação de toxina de forma conservadora, para que não cause peso nas pálpebras e desconforto ao paciente (ver Capítulo Zonas de Perigo).

Documentação fotográfica

A avaliação não seria completa sem a documentação fotográfica, antes, durante e após o tratamento.

De forma ideal, as fotografias devem ser realizadas em um fundo escuro (preto ou azul), para retirar sombras que possam alterar a percepção e os limites da área a ser tratada. Geralmente, preconizam-se três a quatro posições: frente, perfil ou oblíquo dos lados direito e esquerdo. Quando se analisa o efeito da toxina, recomenda-se ter fotos com a musculatura em repouso e em contração, sempre na posição vertical. Para fins práticos, o facultativo pode dispor de um lugar no consultório com iluminação branca direta, e a distância do foco ao paciente demarcada, padronizando, desta forma, essa documentação.

Exame detalhado

Visão geral

Após todas as considerações já expostas, pode-se examinar, com maior atenção e cuidado, a face. Para sistematizar essa avaliação, a divisão da face em terços é útil no direcionamento do tratamento, principalmente quando há utilização de preenchimentos.

Essa fase do exame é importante para a identificação da região que necessita de maiores cuidados.

Terço superior – da implantação dos cabelos até a órbita

A fronte é analisada pela observação do padrão das rugas na presença ou ausência de contração muscular: rugas horizontais ou oblíquas e a extensão dessas rugas horizontais.

O posicionamento das sobrancelhas também é analisado; elas podem se apresentar em posição horizontal, parcial ou totalmente rebaixadas. Quando a queda for total, observar se há excesso de pele. Quanto à queda lateral, é importante notar se a pele desliza ao movimento de ascensão. Caso haja elevação maior que 2 cm, a parte lateral das sobrancelhas pode ser elevada com o uso da toxina botulínica; caso essa manobra mostre limitação, opta-se por preenchimento ou até mesmo por cirurgia. Quando ocorre queda acentuada, observar se há excesso de pele na região frontal e/ou nas pálpebras. Dependendo da magnitude, a cirurgia de elevação das sobrancelhas deve ser indicada.

A glabela é uma região que pode mudar substancialmente a expressão da face. Quando naturalmente muito afastada, deve-se ter cuidado ao utilizar a toxina botulínica, que promove maior afastamento, mimetizando um fenótipo de hipertelorismo.

A região temporal, com a idade, atrofia.

Terço médio – da região malar até a linha mandibular

Observa-se as projeções ósseas (malar, zigomático), nariz e verifica-se cuidadosamente a etnia do paciente. Ainda, considera-se a distância dessa região às pálpebras inferiores, sulco nasojugal, região malar (partes moles) e região pré-auricular.

As regiões frontal e lateral da porção malar necessitam de avaliação detalhada. Aqui vale a pena expor a classificação por zonas, descrita por Terino e Flowers.[5]

O terço médio comporta cinco zonas:

- *Zona 1:* corresponde à área abaixo do rebordo orbitário entre a linha média pupilar ou forame do nervo infraorbitário até o ligamento cantal lateral.
- *Zona 2:* atinge a região do ligamento cantal lateral estendendo-se até o terço médio do arco zigomático.
- *Zona 3:* localiza-se entre o forame infraorbitário até a base nasal.
- *Zona 4:* repousa sobre o terço posterior do arco zigomático.
- *Zona 5:* abrange a região submalar, formando um triângulo invertido (Fig. 1-4).[5]

Terço inferior – da região malar até os lábios

Observa-se a distância do terço em relação aos demais, hipertrofia distal do masseter, mandíbula (parte óssea) e excesso de pele na região cervical.

Formatos de face

Há basicamente cinco formatos de face: oval, redondo, quadrado, triangular e alongado (Quadro 1-3). Há ainda as variações que correspondem à mistura entre esses tipos básicos (Fig. 1-5).

Os detalhes de diferença da projeção óssea devem ser observados na avaliação da face, planejamento e tratamento, principalmente quando se planeja utilizar preenchedores.

Visão lateral

Observa-se a projeção malar é adequada e se a face é côncava ou convexa (Fig. 1-6).

Na projeção do mento em relação à projeção nasal, leva-se em consideração a etnia, além do contorno mandibular, ângulo da mandíbula, limite entre mento e mandíbula.

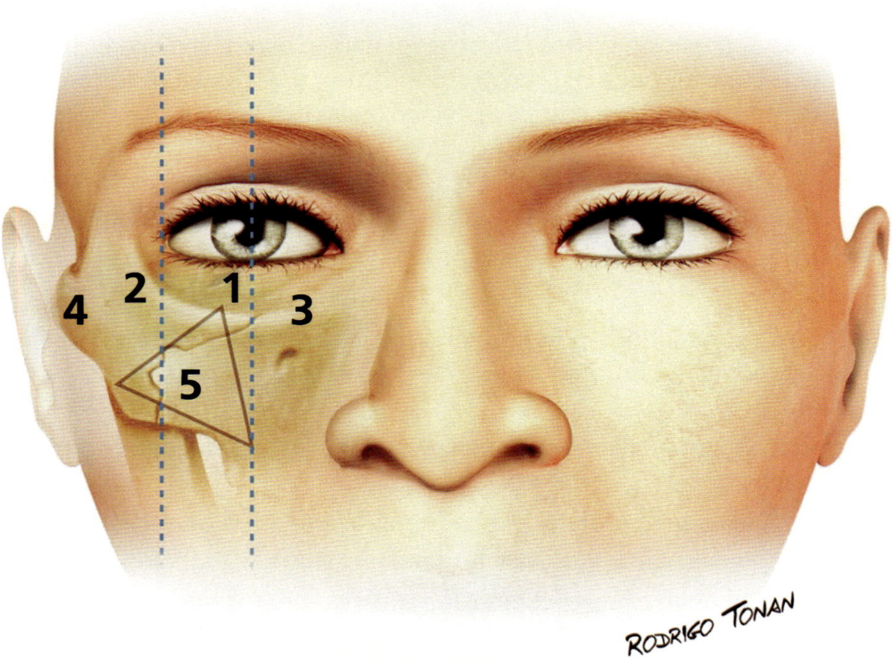

Fig. 1-4. Classificação de Terino & Flowers das zonas do terço médio. A divisão das zonas é feita por uma linha ao nível da pupila, com o paciente olhando para o horizonte. A segunda linha é demarcada ao nível do canto lateral palpebral.

Quadro 1-3. Características de formatos da face

Formatos da face	Características	Observações
Oval	Largura da fronte, malar e mandíbula são semelhantes	Observa-se locais da face que a transformem em triangular
Redondo	Terço médio e inferior acentuados. Sem ângulos definidos	Considera-se projeção malar e mandíbula
Quadrado	Terço inferior proeminente	Examina-se masseter e mandíbula
Triangular	Proporção de triângulo, sem excesso de pele no terço inferior	Rosto jovem, atualmente considerado como ideal

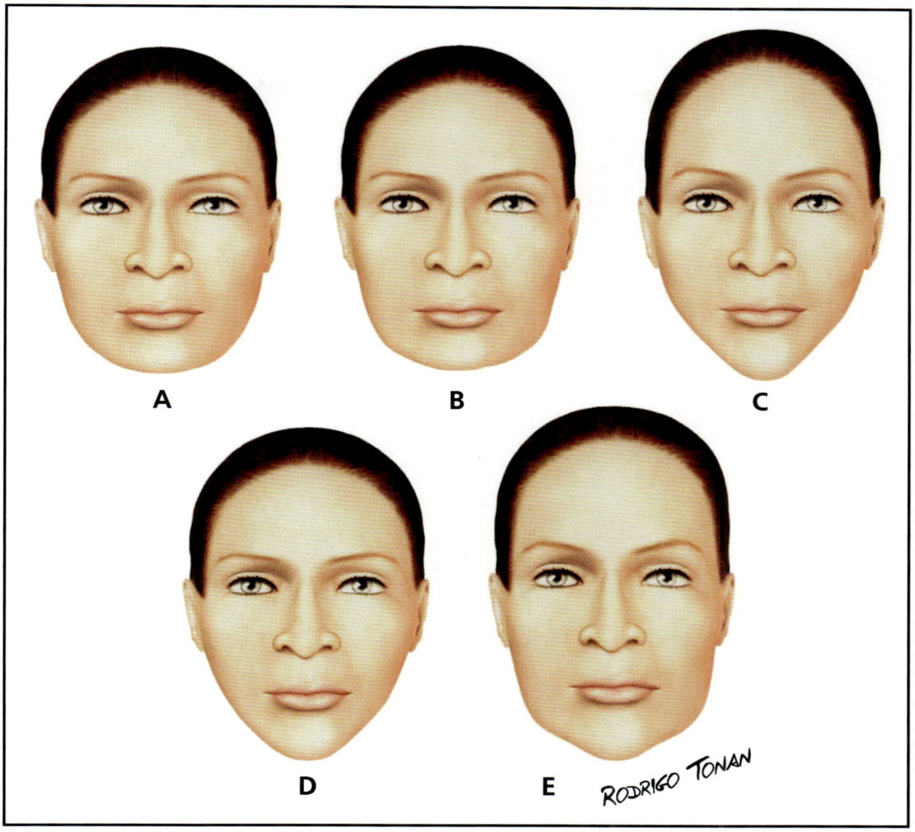

Fig. 1-5. Tipos de face. (**A**) Redondo. (**B**) Quadrado. (**C**) Triangular. (**D**) Oral. (**E**) Retangular.

Para facilitar a anamnese, propomos a utilização dos questionários I e II como guia de exame (Anexos 1 e 2).

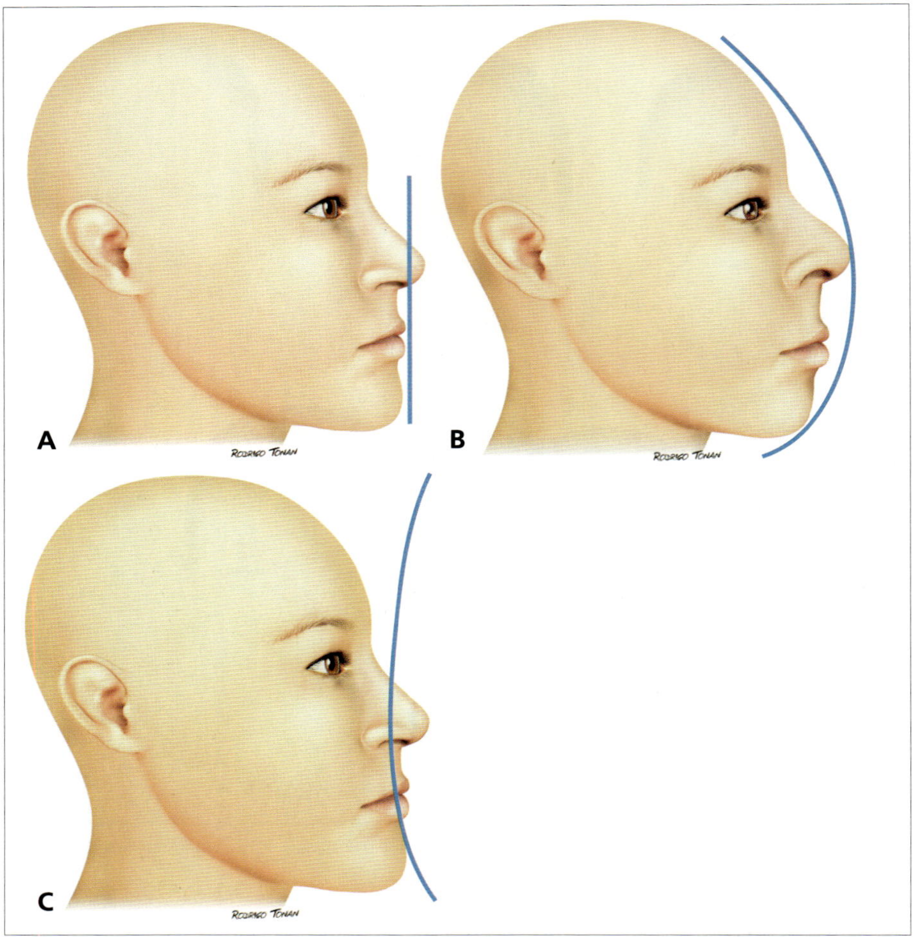

Fig. 1-6. Visão do formato lateral da face. Observa-se a projeção do malar e a relação do nariz e do mento. (A) Visão harmônica da face. (B) Projeção convexa da face. (C) Projeção côncava da face.

ANEXO 1

QUESTIONÁRIO I – AUTOPERCEPÇÃO

Dê nota de 0 a 10, sendo:
0 = muito ruim, 10 = ótimo, em relação a:

Excesso de pele ______________
Flacidez ______________
Rugas e sulcos ______________
Manchas ______________

Pele	Presente (quantificar de 0-10)	Ausente (quantificar de 0-10)
Hidratação		
Vitalidade		
Acne		
Oleosidade		
Seca		
Poros abertos		

Você se considera uma pessoa:

( ) Muito expressiva ( ) Pouco expressiva ( ) Normal

Quanto ao seu estado de ânimo, atualmente você se encontra:

( ) Feliz ( ) Desanimada ( ) Deprimida ( ) Raivosa ( ) Outro: ______________

Doença sistêmica:

( ) Diabetes ( ) Hipertensão ( ) Arritmia ( ) Doença cardíaca
( ) Doença pulmonar ______________________________
( ) Doença autoimune ______________________________
( ) Outra doença ______________________________

Hábitos:

( ) Tabagismo: Quantos cigarros fuma por dia? ______; Há quanto tempo fuma? _____
( ) Etilismo: Qual a quantidade/dia inserida? ______________________________
____

( ) Medicamentos: ______________________________
____

( ) Alergias: Quais? ______________________________
____

Cicatrização:

( ) Normal ( ) Queloide ou cicatrizes hipertróficas ( ) Outra alteração

Exercícios:

Frequência: ____

Atividade: ____

Tratamentos estéticos e cirúrgicos anteriores:

____

____

____

____

ANEXO 2

QUESTIONÁRIO II – AVALIAÇÃO MÉDICA

PESO: __________ ALTURA: __________ IMC: __________

FACE

Pele

Hidratação: __________________

Manchas: __________________

Poros: __________________

Tecido conectivo

Região com perda de volume (Classificação de Terino & Flowers)

( ) Zona 1 ( ) Zona 2 ( ) Zona 3 ( ) Zona 4 ( ) Zona 5

Músculos

Tônus: __________________

Força muscular

Expressividade: ( ) Hipocinético ( ) Normocinético ( ) Hipercinético

Obs.:

____

____

____

____

____

REFERÊNCIAS BIBLIOGRÁFICAS

1. Carruthers JD, Glogau RG *et al.* Advances in facial rejuvenation: botulinum toxin type a, hyaluronic acid dermal fillers, and combination therapies–consensus recommendations. *Plast Reconstruc Surg* 2008; 121(5 Suppl):5S-30S.
2. Kim MM, Byrne PJ. Facial skin rejuvenation in the asian patient. *Facial Plast Surg Clin North Am* 2007;15(3):381-86.
3. Nouveau-Richard S, Yang Z *et al.* Skin ageing: a comparison between Chinese and European populations. A pilot Study. *J Dermatol Sci* 2005;40(3):187-93.
4. Cobo R, Garcia CA. Aesthetic surgery for mestizo/hispanic patient: special considerations. *Facial Plast Surg* 2012 May;26(2):164-73.
5. Terino EO, Flowers RS. *The art of alloplastic facial contouring*. St. Louis: Mosby, 2000. p. 3-30.

2

ANESTESIA LOCAL E BLOQUEIOS

A aplicação de anestésicos tópicos para minimizar a dor ou eliminá-la tem como objetivo oferecer ao paciente vivência mais agradável frente a tratamentos estéticos. Portanto, a preocupação com a analgesia para a aplicação de toxina botulínica e/ou preenchimentos é um fator relevante. Até mesmo a indústria farmacêutica começa a oferecer no mercado substâncias preenchedoras que contenham anestésicos em sua formulação.

ANALGESIA TÓPICA

Pode ser realizada por aplicação de cremes que contenham anestésico (p. ex., lidocaína) e devem ser aplicados de 10 a 30 minutos antes do procedimento, dependendo do produto escolhido para esse propósito. Mesmo assim, essa anestesia é superficial e, dependendo do local e do produto de aplicação e da sensibilidade da paciente, esse tipo de anestesia é insuficiente.

A aplicação de gelo no local pode também ser utilizada, sempre tomando-se cuidado para evitar queimaduras, pelo tempo de permanência do gelo em contato com a pele, e/ou dores de cabeça, se o mesmo for colocado ao nível dos seios paranasais, principalmente em pacientes com antecedentes de sinusite.

Caso essa técnica não seja suficiente para eliminar totalmente a dor, pode ser associada a bloqueios. Outro fator limitante é a irritação da pele que alguns pacientes podem desenvolver com o uso de cremes anestésicos ou gelo, ocasionando eritema e discreto edema, podendo mascarar rugas finas.

ANESTESIA LOCAL

Escolha do agente anestésico

Basicamente, há duas classes farmacológicas de anestésicos utilizados: derivados de éster e amida. A importância dessa divisão está diretamente relacionada com a duração e o potencial de reações de hipersensibilidade (Quadro 3-1).

Os ésteres são metabolizados por enzimas encontradas no plasma e em vários tecidos, por isso sua duração é curta, com exceção da tetracaína. Exemplos dessa classe são procaína, tetracaína e benzocaína.

Já os anestésicos que têm base amida, como lidocaína e prilocaína, têm seu metabolismo hepático ao nível de mitocôndrias (não são indicados em portadores de doença hepática) e apresentam duração mais longa.[1]

O uso de anestesia local é seguro desde que a dose máxima seja respeitada. Os efeitos adversos mais comuns são reações alérgicas, ação no sistema nervoso central e cardiovascular.

Alergias caracterizam-se por quadro de broncospasmo, urticária e edema angioneurótico. História clínica pregressa e detalhada é importante na pesquisa de alergias. Teste subcutâneo pode ser indicado em caso de dúvida, porém deve ser realizado em ambiente preparado para eventual início de reação alérgica. Como teste indica-se a injeção subcutânea de 0,02 a 0,04 ml da substância a ser pesquisada e aguardar 10 a 20 minutos para eventual resposta.O teste é

Quadro 3-1. Classificação dos anestésicos em relação ao grupo químico

Ésteres	De ácido benzoico	Benzocaína
		Tetracaína
	De ácido para-aminobenzoico (PABA)	Procaína
		Cloroprocaína
		Propoxicaína
Amidas	Agentes derivados da xilidina	Lidocaína
		Mepivacaína
		Bupivacaína
		Ropivacaína
		Etidocaína
	Agentes derivados da toluidina	Prilocaína
		Articaína

positivo se houver halo eritematoso ao redor da aplicação ou alteração alérgica, como as descritas anteriormente.

Efeitos adversos no sistema nervoso central incluem desde cefaleia, tonturas até convulsões. Os efeitos cardiovasculares, geralmente, ocorrem em decorrência da aplicação em alta concentração do agente anestésico na corrente sanguínea, levando à bradicardia e arritmias.

Associações anestésicas

Para potencializar a ação da anestesia pode-se associar a adrenalina na solução anestésica, com a vantagem de diminuir o sangramento local, diminuir os efeitos sistêmicos da droga e prolongar a ação anestésica. Porém, há de se pesquisar, previamente, antecedentes de ocorrência de arritmias e hipertensão. Caso essas alterações já existam previamente, o uso de adrenalina é contraindicado.[2]

Segundo consenso americano de 2005, 30% dos médicos entrevistados utilizaram associação de anestésico éster-amido (benzocaína, lidocaína, tetracaína) com intuito de potencializar os efeitos da anestesia.[3]

Lembrando do potencial alérgico dessa associação, é mais aconselhado o uso de lidocaína a 1% com adrenalina.

Ainda, para minimizar a dor durante a infiltração do anestésico, pode-se adicionar bicarbonato de sódio (8,4%). A dor durante a aplicação é ocasionada pelo pH ácido do anestésico.

ANESTESIA INFILTRATIVA

Outro método para analgesia é a aplicação de lidocaína a 1%, com ou sem adrenalina, diretamente no local do procedimento. Antes de fazê-la, pode-se aplicar creme anestésico para que o paciente não sinta a penetração da agulha.[2]

A injeção de anestésico pode ser feita na própria ruga ou sulco, ou ao redor. Porém, dependendo do volume injetado, pode haver uma diminuição no sulco ou rugas, induzindo subcorreção.[3]

BLOQUEIO ANESTÉSICO

Essa técnica envolve conhecimento anatômico dos feixes vasculonervosos da face. A utilização de bloqueio anestésico é mais comumente empregada ao se realizar preenchimento.

De acordo com a Figura 2-1A, para se obter a anestesia do sulco nasogeniano, parte superior lábio, borda nasal e região maxilar, o bloqueio do nervo infraorbitário é o mais indicado. Situa-se a 1cm do bordo orbitário inferior na

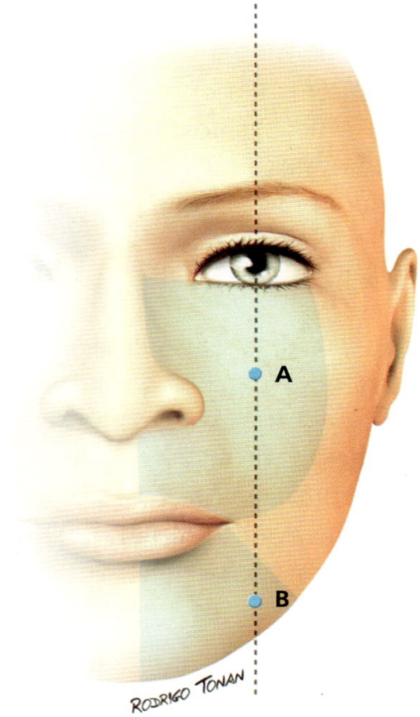

Fig. 2-1. Linha mediopupilar delimita dois eixos vasculonervosos: o infraorbitário (**A**) e o mentual (**B**).

linha que une a posição mediopupilar e o segundo molar. Antes da aplicação, para certificar-se do local, o forame deste nervo pode ser palpado. (Fig. 2-1B).[4]

Para o tratamento da "linha de marionete", parte do lábio e mento, o bloqueio do nervo mentoniano é o mais indicado. Localiza-se na altura do pré-molar mandibular, cruzando a linha mediopupilar.[4]

O volume de aplicação sugerido é de até 2 mL. A aspiração antes da injeção certifica que não houve punção de nenhum vaso.[3]

Após a aplicação deve-se aguardar alguns minutos para que o efeito seja completo, podendo associar-se adrenalina, para prolongar a ação anestésica.

PREENCHIMENTO ASSOCIADO A ANESTÉSICO

Recentemente, há a disposição de ácido hialurônico com lidocaína incorporada a 0,3%. Com essa associação há maior conforto para a paciente durante o preenchimento. Mesmo com esse artifício, preconiza-se a utilização de cremes/pomadas anestésicas para eliminar ou amenizar a dor nas primeiras perfurações da agulha. Dependendo da sensibilidade individual, bloqueios ainda são necessários. Para que o paciente usufrua das propriedades anestésicas desse produto, é interessante observar a mudança na técnica da aplicação. Ao se introduzir a agulha na pele, aplica-se pequena quantidade de substância e aguarda-se por 3 segundos, avançando alguns milímetros, continuando com esse método de aplicação.[5]

REFERÊNCIAS BIBLIOGRÁFICAS

1. Wannmacher L, Ferreira MBC. *Farmacologia clínica para dentistas*. 2. ed. Rio de Janeiro: Guanabara Koogan, 1999.
2. Upadaya M, Upadaya G. Anesthesia for dermatological surgery. *Indian J Dermatol Venereol Leprol* 2005;71(3):145-54.
3. Matarasso SL, Carruthers JD *et al.* Consensus recommendations for soft-tissue augmentation with nonanimal stabilized hyaluronic acid (Restylane). *Plast Reconstruc Surg* 2006;117(3 Suppl):3S-34S.
4. Seckel BR. Zonas faciais de perigo. *Evitando a lesão de nervos em cirurgia plástica facial.* Rio de Janeiro: DiLivros, 1998.
5. Levy P, Raspaldo H, De Boulle K. Comparison of injection comfort and ease with juvéderm™ULTRA™3 and surgiderm® 30 XP. *Dermatol Surg* 2009;35(Suppl 1):332-36.

3

PLANEJAMENTO E PREPARAÇÃO PARA PROCEDIMENTOS

O objetivo deste capítulo é avaliar e tratar o paciente que solicita receber qualquer tipo de tratamento facial, seja invasivo ou não.

Seguindo o conceito de avaliação da pele, após analisar gênero e etnia, passa-se a avaliar as condições das diferentes camadas, quais sejam, pele, tecido subcutâneo, musculatura e estrutura óssea da face.

Como primeiro passo, a pele é analisada e condicionada, isto é, tratada com uso de géis, loções ou cremes que contenham ativos que ajudem na renovação da pele, despigmentação de manchas, se presentes, levando em consideração o fototipo.

O cenário ideal para iniciar qualquer tratamento é atuar em uma pele condicionada, de acordo com os achados do exame físico. Caso não seja possível, deve-se utilizar substâncias, que serão descritas neste capítulo, por um período de 2 a 3 semanas. Esse condicionamento da pele conduz a um estado biológico mais favorável, que potencializa a terapêutica proposta e diminui as chances de eventos adversos, como manchas por processo inflamatório.

Assim, na consulta inicial, após avaliação da pele, inicia-se a prescrição de formulações noturnas, diurnas e suplementação de nutrientes.

N. do autor: Condicionamento da pele: geralmente, o médico indica o uso de alguns princípios ativos durante 2-3 semanas antes de realizar qualquer procedimento. Esse tempo de uso diminui o risco de desenvolver manchas (hiperpigmentação pós-inflamatória).

Basicamente, a formulação noturna contém ácidos e despigmentantes associados a veículos de acordo com o tipo de pele (seca, mista, normal, oleosa). Ainda, há de se considerar pacientes em fases biológicas especiais, como pós-menopausa, que apresentam pele extremamente seca, sendo necessária a melhora da mesma sem o uso de ácidos.

FORMULAÇÃO NOTURNA

A base da prescrição noturna é a utilização de ácidos que promovam a renovação celular.

Ácidos

Ácido retinoico age em receptores do núcleo celular, provocando aumento da renovação da epiderme e, consequentemente, melhora da qualidade da pele e eliminação de pigmentos mais superficiais. Deve-se observar a ocorrência de sensibilidade cutânea nas primeiras semanas de utilização, como eritema e descamação. Nesses casos, aconselha-se utilizar o ácido em noites alternadas ou, para peles mais sensíveis, usá-lo por uma hora e lavar a face em seguida. Se essa sensibilidade continuar, pode-se cogitar a substituição por outro tipo de ácido.

O ácido retinoico é ativado pelo sol, portanto seu uso deve ser interrompido três dias antes e durante a exposição solar.

Outros ácidos utilizados são o ácido glicólico, o retinol, e os alfa-hidroxiácidos.[1]

O Quadro 3-1 descreve a ação e a concentração de ácidos para uso domiciliar.

Quadro 3-1. Resumo de ácidos para formulações domiciliares

Nome	Propriedades	Concentração
Ác. glicólico	Derivado da cana de açúcar. Indicado para peles resistentes e fototipo baixo. Promove boa hidratação	2 a 10%
Ác. mandélico	Indicado para peles mais sensíveis e fototipo alto	2 a 10%
Poli-hidroxiácidos	Mais leve que os anteriores, bom para pele acneica e sensível	2 a 10%
Ác. retinoico	Excelente renovador celular, promove produção de colágeno. Provoca eritema. Não compatível com o sol	0,001 a 1%
Retinol	Derivado da vitamina A como o ác. retinoico, porém menos eficaz. Não provoca eritema	0,5 a 1%

Despigmentantes

Como fator agregante à formulação de condicionamento da pele, preconiza-se a associação de despigmentantes. A seguir, o Quadro 3-2 apresenta os principais agentes utilizados na prática clínica com suas respectivas concentrações.[1]

Em alguns países, a hidroquinona foi proibida por suspeita de efeitos sistêmico, por ser derivada de benzeno. Geralmente, essa substância é prescrita por 6 meses. Há relatos na literatura que o uso de hidroquinona, por um período maior do que 12 meses, pode acarretar hipopigmentação.

Quadro 3-2. Principais agentes utilizados na prática clínica com suas concentrações

Nome	Propriedades	Concentração
Hidroquinona	Eficaz, resposta rápida Alto poder alergeno	2-4%
Bellides	Age na formação da melanina e após essa produção	1-5%
Ác. kójico	Inibe a tirosinase Boa tolerabilidade	1-5% (dependendo da sua apresentação – nanossomas/ dipalmitato)
Arbutin	Derivado da hidroquinona, porém mais tolerável Indicado para peles sensíveis	1-3%

FORMULAÇÕES DIURNAS

As formulações diurnas contêm geralmente protetor solar (FPS 30), hidratante (dependendo do tipo de pele), despigmentante, antioxidante, tensor (p. ex., argireline, tensine, liftline) e o veículo, que varia de acordo com a pele (gel, loção, emulsão, creme, entre outros).

A associação à formulação diurna de fator de proteção solar (FPS) é mandatória. Como regra geral, quanto menor o fototipo, maior deverá ser o FPS utilizado por esse indivíduo.

FPS é a sigla que indica o grau de proteção aos raios ultravioletas B (UVB). O número que acompanha a sigla FPS indica quantas vezes um indivíduo pode ser protegido dos raios UVB. Por exemplo, se uma pessoa demora 10 minutos para se queimar ao sol, sem proteção, ao utilizar um protetor FPS10, ela levará 100 minutos para ter esse efeito.

Aliado a essa informação, o FPS filtra parcialmente os raios UVB. Exemplificando, FPS15 filtra 93,3% de UVB, enquanto FPS 30 filtra 96,7% desses raios.

No final deste capítulo, encontram-se algumas formulações noturnas e diurnas.

SUPLEMENTAÇÃO DE NUTRIENTES

Embora não aceito por toda comunidade médica, a suplementação ajuda na reposição de alguns nutrientes perdidos pela pele, seja pela idade ou deficiência nutricional (a maioria das pessoas, preocupadas com a parte estética, faz restrições nutricionais leves a graves).

Há vários produtos disponíveis no mercado. Basicamente, a escolha dessas substâncias depende do estado nutricional, da idade e do estado hormonal.

SITUAÇÕES CLÍNICAS A SEREM CONSIDERADAS

Infecção no local do procedimento

A presença de infecção no local da aplicação contraindica o procedimento na vigência dessa alteração; porém, após sua resolução completa, o procedimento pode ser realizado. Episódios de herpes facial, principalmente labial, devem ser investigados. Se positivo, a profilaxia deve ser utilizada com antivirais um dia pré- e 2 dias pós-procedimento, quando se referir a preenchimentos (Quadro 3-3). Mesmo com essa profilaxia, se houver aparecimento das vesículas, procede-se com a posologia normal de tratamento.[2]

Quadro 3-3. Medicamentos comumente receitados para profilaxia de herpes no local de aplicação de preenchimento

Medicamento	Posologia
Valaciclovir 500 mg	1 comp. antes do procedimento e após 12 h
Aciclovir 200 mg ou 400 mg	1 comp. antes do procedimento e após 12 h
Famciclovir	1 comp. antes do procedimento e após 12 h

Interação medicamentosa

Alguns medicamentos interferem no resultado do tratamento (corticosteroides, anti-inflamatórios etc.).

A ação da toxina pode ser aumentada quando associada ao uso de antibacterianos aminoglicosídeos ou outra droga que bloqueie a transmissão neuromuscular. Deve ser usada com cautela (dose menor que a normalmente preconizada) em pacientes em vigência de polimixinas, tetraciclinas e lincomicina. Já, na associação a relaxantes musculares, recomenda-se redução da dose inicial do relaxante, ou utilização de droga de ação intermediária. Ainda há medicamentos que alteram a coagulação e podem ocasionar hematomas: anticoagulantes sistêmicos, Ginkgo biloba, aspirina, analgésicos, anti-inflamatórios, formulações homeopáticas, fitoterápicos e vitamina E, entre outros. Nesses casos, orienta-se a interrupção da utilização desses medicamentos 10 a 15 dias antes do procedimento.[3]

Gestação e lactação

Períodos de gestação e lactação contraindicam tanto o uso de toxina botulínica quanto o de preenchimentos. Na gestação, essas drogas são classificadas na categoria C (há evidência de risco para o feto).[4]

Já na amamentação, não se tem conhecimento se há excreção pelo leite materno.

Contraindicação

Tanto a toxina botulínica quanto os preenchedores são contraindicados em casos de alergia a algum componente da fórmula.

Quanto à toxina, caso o paciente tenha doença neurodegenerativa, seu uso também é contraindicado. Já o ácido hialurônico está contraindicado em pacientes com doença autoimune do colágeno.

PLANEJAMENTO

Atividades esportivas, sociais e profissionais

Quanto às atividades sociocultural, profissional e esportiva, diversos procedimentos devem ser planejados de acordo com os compromissos, para que se tenha o efeito pleno no período desejado.

Ainda, há o fato de atividades esportivas que podem ocasionar, no caso da toxina botulínica, diminuição do efeito dessa droga. De acordo com a intensidade do esporte, é recomendável orientar esses pacientes a não se exercitarem por um ou dois dias após a aplicação, embora, na literatura, a orientação é de repouso de quatro horas após a aplicação da toxina botulínica.

Documentação fotográfica

A avaliação não seria completa sem a documentação fotográfica, antes, durante e após o tratamento.

De maneira ideal, a fotografia deve ter um fundo escuro (preto ou azul), para retirar sombras que possam alterar os limites de percepção da área tratada. Geralmente, preconiza-se quatro posições: frente, perfil ou oblíquo direito e esquerdo. Quando se analisa a toxina, recomenda-se fotos com a musculatura em repouso e em contração, sempre na posição vertical. Para fins práticos, o médico pode dispor de um lugar pequeno no consultório com iluminação branca direta, e a distância do foco ao paciente demarcada, padronizando a documentação.

Sensibilidade e empatia

Está claro que qualquer procedimento estético não deve ser tratado como receita de bolo. A quantidade de unidades de toxina botulínica deve ser individualizada, levando-se em consideração a dose mínima para que se tenha efeito pleno dessa substância e a dose necessária de cada indivíduo. Durante a consulta, seja primeira ou nova intervenção, é interessante dialogar com o paciente sobre seus anseios e o que notou sobre as aplicações anteriores. Um recurso interessante é conversar com o paciente com espelho à mão, mostrando na face do mesmo os efeitos que a toxina poderá proporcionar para esclarecer suas dúvidas. Utilizando esse procedimento, pode-se esclarecer dúvidas de interpretações tanto do médico como dos pacientes, tendo, algumas vezes, que mudar a estratégia de tratamento para atender melhor os desejos do indivíduo.

Também é importante salientar que qualquer método, seja clínico ou cirúrgico, tem suas limitações, de acordo com os achados clínicos e os limites do procedimento requisitado. Muitas vezes, dizer "não" para alguns "exageros" ou impossibilidade de atender às expectativas pode ser uma alternativa.

O principal conselho que qualquer médico experiente pode dar é que, ao se lidar com a abstração do paciente, os olhos e os ouvidos devem estar "bem abertos e atentos", pois, muitas vezes, relatos de pacientes são a melhor orientação sobre tratamentos anteriores frustrantes ou anseios difíceis de alcançar.

Após essa preparação e análise das diferentes camadas que compõem a face, inicia-se o planejamento para a aplicação da toxina botulínica e preenchimentos.

De acordo com a avaliação dos terços, o médico pode mostrar ao paciente qual a área de maior impacto na sua terapia antienvelhecimento.

A maioria dos pacientes adentra o consultório pedindo toxina no terço superior e preenchimento nos sulcos nasogenianos. Cabe ao médico mostrar se essa conduta é válida e se há outros procedimentos associados que melhoram o resultado final.

FORMULAÇÕES

Noturna

- Fototipo baixo-médio, pele resistente:
  - Retinol: 0,5-1%.
  - Hidroquinona: 3-4%.
  - Desonida: 0,1%.
  - Veículo qsp.

- Pele mais sensível:
  - AHA: 5-10%.
  - Bellides: 5%.
  - Desonida: 0,1%.
  - Veículo qsp.

Diurna

- Manipulação com hidratante e tensor:
  - FPS UVA/B 30: qs.
  - Arbutin: 1%.
  - Argireline: 10%.
  - Ácido hialurônico: 1%.
  - Veículo qsp.
- Hidratante com antioxidantes:
  - FPS UVA/B 30: qs.
  - AA2G: 2%.
  - Amioporine: 1%.
  - Alfabisabolol: 1%.
  - Veículo qsp.
- Manipulação com despigmentante:
  - FPS UVA/B 30: qs.
  - Alfa-arbutin: 1-2%.
  - Argireline: 10%.
  - Alfabisabolol: 1%.
  - Raffermine: 1%
  - Veículo qsp.

REFERÊNCIAS BIBLIOGRÁFICAS

1. Vanzin SB, Camargo CP. *Entendendo cosmecêuticos. Diagnóstico e tratamento.* 2. ed. Santos, 2011.
2. Matarasso SL, Carruthers J *et al.* Consensus recommendations for soft-tissue augmentation with nonanimal stabilized hyaluronic acid (Restylane). *Plast Reconstruc Surg* 2006;117(3 Suppl):3S-34S.
3. Huang W, Foster JA *et al.* Pharmacology of botulinum toxin. *J Am Acad Dermatol* 2000;43:249-59.
4. Tamura BM. *Toxina botulínica:concepção de beleza e da estética atual*. São Paulo: Santos, 2007.

4

TRATAMENTO GLOBAL DO TERÇO SUPERIOR

O terço superior corresponde à glabela, à fronte e à região periorbicular. Essas regiões possuem um conjunto de músculos importantes na atuação das expressões de sentimentos e emoções. Muitas vezes uma expressão mais "pesada", de mau humor ou de raiva pode ser amenizada com o relaxamento da musculatura, conferindo maior leveza no olhar sem tirar a emoção ou a expressividade.

O conhecimento anatômico, como já citado anteriormente, é fundamental para o sucesso de qualquer procedimento. Ilustrando essa ideia, o conhecimento dos músculos depressores e elevadores, que atuam nas sobrancelhas, irão possibilitar o posicionamento adequado das mesmas.

O objetivo deste capítulo é demonstrar a evolução da técnica de aplicação da toxina botulínica e os preenchimentos, as sugestões de tratamentos de acordo com o desejo do paciente e a reprodutibilidade da terapia.

FRONTE

Antes de mostrar as diferentes possibilidades de pontos de aplicação e unidades, o exame clínico, neste caso, apresenta algumas peculiaridades.A face ideal a ser trabalhada é aquela fronte sem rugas estáticas, com grau de elasticidade da pele que permita a elevação das sobrancelhas de 1 a 3 mm por meio de manobra manual. Muitas vezes, de acordo com o grau de elasticidade da pele frontal, o formato da sobrancelha pode estar limitado, por não permitir elevação. Tudo isso pode ser visto e explicado ao paciente antes da aplicação, para evitar possíveis frustrações.

Ainda, pode-se utilizar preenchimento em rugas estáticas aliadas à subincisão para amenizá-las.

Inicialmente, serão discutidas unidades e dose total de toxina e pontos de aplicação, para a seguir descrever as aplicações do ácido hialurônico no terço estudado.

Unidades de toxina

O último consenso realizado nos Estados Unidos em 2008,[1] discutido por vários especialistas nas áreas de dermatologia e cirurgia plástica, acordou mudanças na dose total de toxina para o tratamento da fronte, em relação ao consenso de 2005.

A dose total aplicada à musculatura frontal diminuiu de 10 a 20 U em padrão muscular fraco para 6 a 15 U. Já no padrão muscular forte, foi alterada de 20 a 30 U para 6 a 15 ou mais unidades, conforme a necessidade e o efeito final planejado. O número de pontos de aplicação continuou de 4 a 8 ou conforme a experiência do médico e a distribuição das rugas (Quadro 4-1).

O limite inferior para a aplicação da toxina é de 2 cm acima da implantação das sobrancelhas, na linha mediopupilar. Podendo receber uma dose de 1 U superficial na inserção da cauda dos corrugadores para aliviar a contração da glabela (Fig. 4-1).

Quadro 4-1. Total de unidades e número de pontos de aplicação de acordo com o Consenso Americano de 2008[1]

Músculo a ser tratado	Unidades do consenso de 2005	Unidades após o consenso de 2008
Frontal Nº pontos de aplicação 4 a 8	Padrão fraco 10 a 20 U Padrão forte 20 a 30 U	Padrão fraco 6 a 15 U Padrão forte 6 a ≥ 15 U
Corrugador/Prócero Nº pontos de aplicação 5 a 7	Padrão fraco 20 a 30 U Padrão forte 30 a 40 U	Padrão fraco 10 a 30 U Padrão forte 20 a 40 U
Orbicular Nº pontos de aplicação 3 a 5	Padrão fraco e Padrão forte 12 a 30 U	Padrão fraco 10 a 30 U Padrão forte 20 a 30 U

N. do A. – Botox®: Prosigne®/Xeomin®: Dysport®
1:1:2,5-3

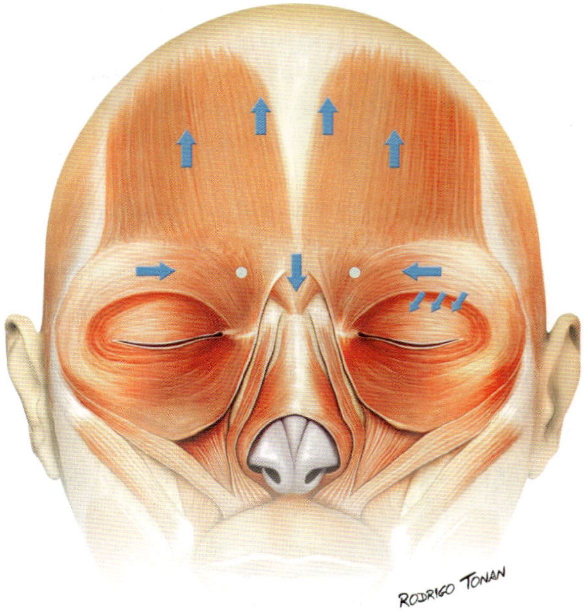

Fig. 4-1. Demarcação dos pontos de aplicação nos músculos corrugadores.

Localização dos pontos de aplicação e formato das sobrancelhas

Diante dessas informações, pode-se mudar os pontos de aplicação da toxina para desenhar as sobrancelhas de acordo com a harmonia e o gosto do paciente. A partir dessa decisão, pode-se proporcionar sobrancelhas horizontais, arqueadas ou totalmente elevadas. A sugestão de pontos para cada tipo de formato será descrita adiante.

Sobrancelhas horizontais

Segundo a literatura, esse formato é o mais adequado para os homens, porém algumas mulheres também o desejam. Pode ser indicado no caso de sobrancelhas que já têm posição anatômica bem elevada.

Para manter a posição horizontal, além dos pontos dos músculos frontais, os músculos corrugadores e os músculos orbiculares devem ser tratados (Fig. 4-2a).

Sobrancelhas arqueadas

Geralmente é a mais requisitada pelo sexo feminino. Pode ser obtida de diversas maneiras.

N. do A. – Botox®: Prosigne®/Xeomin®: Dysport®
1:1:2,5-3

Em pacientes jovens, ou naqueles que não querem tratar os músculos frontais, pode-se injetar de 1 a 2 U na parte inferior das sobrancelhas em dois pontos, medial e caudal, introduzindo a agulha quase que paralela ao plano da pele. Essa manobra assegura o relaxamento do músculo orbicular, elevando e abrindo o olhar. Essa técnica propicia a elevação de 1 a 3 mm da sobrancelha (Fig. 4-2b).

Outra alternativa é o tratamento da parte medial e média da musculatura frontal com toxina, deixando a parte lateral da fronte sem tratamento. Isso possibilita a ação dessa porção lateral do frontal e, consequentemente, eleva a parte caudal da sobrancelha. Essa elevação é maior que a elevação da técnica anterior. Há de se ressaltar que esse método deve ser modificado em pacientes que apresentem rugas em toda a extensão da fronte. Para produzir elevação da parte caudal da sobrancelha, sem enrugar, recomenda-se a aplicação de 1 a 2 U de toxina intradérmica. Caso essa opção seja a escolhida, orienta-se o paciente que a porção mais lateral da fronte pode voltar a formar rugas após três meses da aplicação (quando a aplicação for realizada apenas na derme) (Fig. 4-2c).

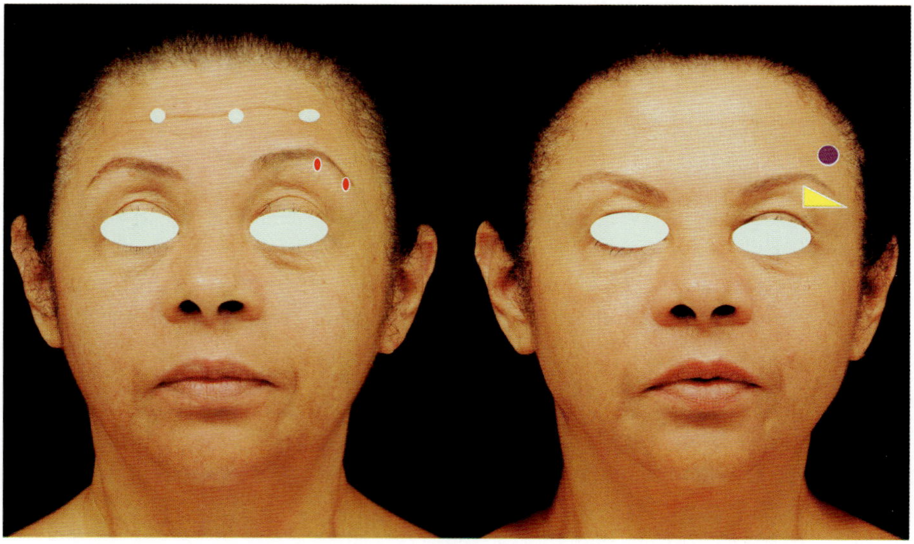

Fig. 4-2. Demarcação de pontos para elevação das sobrancelhas. a) Pontos azuis mantém as sobrancelhas horizontais. b) Pontos vermelhos: aplicação superficial no músculo orbicular. Esse tratamento eleva 1-2 mm a sobrancelha. c) Ponto roxo: aplicação dérmica na parte lateral do m. frontal. Há eliminação das rugas laterais sem alteração da parte caudal das sobrancelhas. d) Triângulo amarelo corresponde à elevação da parte caudal das sobrancelhas com uso de preenchimento.

N. do A. – Botox®: Prosigne®/Xeomin®: Dysport®
1:1:2,5-3

Pode-se ainda arquear a parte caudal dessa estrutura com a utilização de preenchimentos na extremidade caudal das sobrancelhas, tomando-se o cuidado em posicioná-las e aplicar o preenchedor na derme acima do limite superior da órbita (Fig. 4-2d).

ELEVAÇÃO TOTAL

A elevação de toda a extensão das sobrancelhas pode ser realizada com o tratamento da musculatura frontal, na sua parte superior; com isso, a função da parte mais distal dos músculos frontais permanecem ativos, proporcionando a elevação de toda a sua extensão.

Olhar mefistofélico

A elevação das sobrancelhas deve ser realizada com cuidado, para que não ocorra elevação e arqueamento da sua parte central, ocasionando olhar "assustado", também conhecido como mefistofélico.

GLABELA

A região glabelar confere aspecto de mau humor e de raiva. Ao se avaliar a face, deve-se analisar os efeitos dos músculos próceros e corrugadores e, em menor proporção, os supraciliares, em repouso e contração, na área da expressão a ser tratada.

Segundo consenso americano, ao se tratar a glabela, a dose habitual em mulheres, também conhecido como padrão fraco, era de 20 a 30 U e passou para 10 a 30 U. E o padrão masculino ou forte de 30 a 40 U para 20 a 40 U (Quadro 4-1).

O número de pontos de aplicação continua é de 5 a 7, distribuídos de acordo com os músculos que devem ser bloqueados.[1]

Em alguns casos, após a instalação dos efeitos da toxina botulínica, as rugas da glabela permanecem. Para corrigi-las, pode-se optar por exérese cirúrgica quando muito profundas ou aplicação de ácido hialurônico muito superficial e em quantidade mínima (0,1 mL).

Porém, aqui se faz necessário algumas observações. Há estudos descritos sobre a ocorrência de amaurose após o uso de preenchimento nesta área. A causa provável é a embolização da artéria oftálmica ou espasmo da mesma. Assim, para se evitar esse tipo de complicação, recomenda-se, segundo o consenso americano, a aplicação de quantidade mínima de ácido hialurônico (menos do que 0,4 mL), com velocidade de injeção lenta e em plano superficial. Caso ocorra dor ou empalidecimento súbito do local da aplicação, o procedimento deve ser imediatamente interrompido, e o local massageado.[1]

N. do A. – Botox®: Prosigne®/Xeomin®: Dysport®
1:1:2,5-3

RUGAS PERIORBITÁRIAS

As rugas periorbitárias ("pés-de-galinha"), eram tratadas com aplicação de 12 a 30 U e, atualmente, de acordo com o padrão muscular, 10 a 30 U para padrão fraco e de 20 a 30 U para padrão forte. A distribuição de pontos de aplicação varia de 2 a 5, podendo ter formato triangular ou piramidal, de acordo com a distribuição dessas rugas (Quadro 4-1).[1]

Como complemento ou alternativa ao uso de toxina, pode-se realizar preenchimento em rugas periorbitárias.

Região temporal

A região temporal pode apresentar atrofia do tecido adiposo, associada ao envelhecimento cutâneo, agravando o estigma do envelhecimento facial. Caso a queixa do paciente seja essa, preenchimento com ácido hialurônico é recomendável. Porém, algumas observações devem ser feitas: 1) a concentração do ácido ou o poder de preenchimento deve ser médio a elevado. O motivo dessa decisão está no fato que preenchedores mais "suaves" demandam quantidades muito grandes, o que eleva o custo do tratamento; 2) a aplicação pode ser subdérmica ou submuscular. A primeira pode produzir ondulações visíveis na pele; no momento da aplicação, e, a seguir, essa região deve ser massageada. Já a injeção no plano submuscular é mais uniforme; 3) deve-se ter cuidado especial nesta área pela presença da artéria temporal. Antes de iniciar a punção para o preenchimento, deve-se palpar e demarcar o trajeto da artéria.

Considerações especiais

Resumindo este capítulo, as unidades e distribuição dos pontos variam de acordo com o grupo étnico. Para se tratar a região periorbicular de pessoas asiáticas, que se queixam de discreta flacidez no terço lateral da pálpebra inferior, ocasionando envelhecimento no olhar, aplicação de 1 a 2 U de toxina botulínica no terço distal de pálpebra inferior (1 a 2 mm abaixo do bordo ciliar) é suficiente para "abrir o olhar" (Fig. 4-3).[1]

N. do A. – Botox®: Prosigne®/Xeomin®: Dysport®
1:1:2,5-3

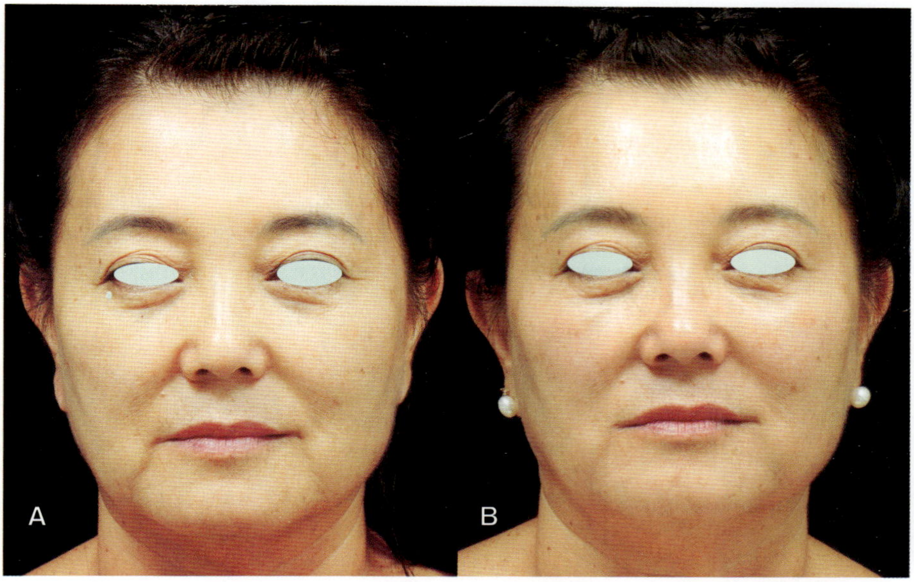

Fig. 4-3. Pontos periorbiculares em paciente asiática. (**A**) Pré-aplicação de toxina botulínica na região periorbital. (**B**) Resultado pós-aplicação de toxina botulínica.

REFERÊNCIA BIBLIOGRÁFICA

1. Carruthers JD, Glogau RG *et al.* Advances in facial rejuvenation: botulinum toxin type A, hialuronic acid dermal fillers, and combination therapies-Consensus Recommendations. *Plast Reconstruc Surg* 2008;121(5S):5S-30S.

N. do A. – Botox®: Prosigne®/Xeomin®: Dysport®
1:1:2,5-3

5

TRATAMENTO GLOBAL DO TERÇO MÉDIO

O terço médio corresponde à área delimitada entre as pálpebras inferiores até o sulco nasogeniano. Nessa região, a preferência é o uso de preenchedores. Atualmente, há a tendência de se associar o uso de toxina botulínica.

RUGAS NASAIS

O par de músculos nasais tem origem e inserção na região superior do osso nasal e na região perinasal mais abaixo. É localizado perto da derme e tem entrelaçamento e aproximação com o músculo elevador do lábio superior. Ao se contrair, provoca aparecimento de rugas neste local, denominado na literatura como *bunny lines* ou "sorriso de gatinho". Dependendo da extensão e da força, promove formação de rugas na região medial da região palpebral.

Para algumas pessoas, a principal queixa decorrente dessa contração associada à ação da musculatura palpebral é o aspecto de olhar sisudo. O tratamento com toxina botulínica compreende o uso de 1 a 2 U, dependendo do padrão muscular, e sua aplicação deve ser precisa, superficial mais cranial possível na pirâmide nasal para não comprometer a ação de músculos adjacentes, como os elevadores do lábio superior, promovendo um sorriso horizontal (Fig. 5-1).[1] Ainda é interessante, após o período de 15 dias após a injeção da toxina, a aplicação de 0,1 a 0,2 mL de ácido hialurônico nas rugas remanescentes.[2]

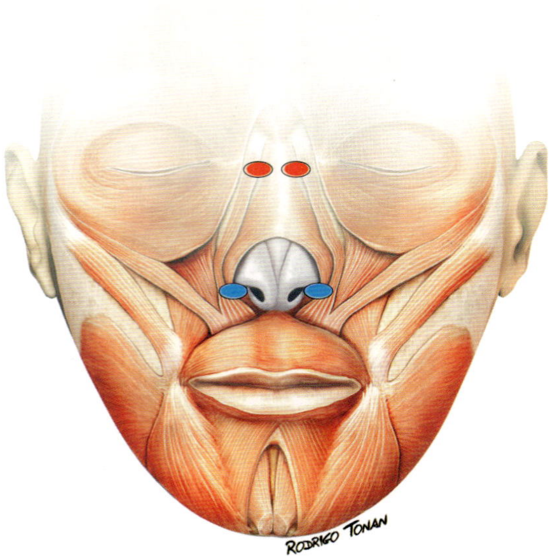

Fig. 5-1. Pontos vermelhos: demarcação da aplicação de toxina botulínica nos músculos nasais. Pontos azuis: aplicação de toxina botulínica nos músculos levantadores do lábio superior para tratamento do sorriso gengival canino.

SULCO NASOJUGAL

O tratamento dessa região é considerado procedimento avançado. Algumas premissas devem ser seguidas:

- Injetar a mínima quantidade de acido hialurônico necessária.
- Realizar subcorreção, pois ao longo de alguns dias haverá a hidratação do preenchimento.
- Injetar com cânula.
- Injetar 0,1 mL em *bolus* justaperiostal.

Algumas observações ainda são necessárias: a aplicação de ácido hialurônico em plano superficial na derme pode ocasionar um edema que persistirá até a absorção do produto.

PONTA NASAL

A ponta nasal pode apresentar-se caída seja por uma questão de genética ou por envelhecimento.

Quando essa queixa está relacionada com a fala ou o sorriso, o uso da toxina botulínica está indicada. A queda ocorre por ação do músculo depressor da ponta nasal,[3] e, com o uso da toxina, ocorre relaxamento e elevação de 1 a 2 mm dessa estrutura. A aplicação consiste na injeção de 2 U de toxina botulínica na base da columela via dérmica ou por via intraoral, na inserção gengival mediana em direção ao septo nasal (Fig. 5-2). Essa última alternativa tem como vantagem ser praticamente indolor.

Outro método de elevação da ponta nasal, no qual não há correlação com a contração muscular, consiste no preenchimento. Nesses casos, aplica-se ácido hialurônico na columela e na base para produzir esse efeito. O volume utilizado deve ser o mínimo necessário. Caso o indivíduo já tenha se submetido a rinoplastia, principalmente por técnica aberta (essa condição pode ser identificada pela presença de cicatriz na columela), a aplicação deve ser ainda mais cautelosa, ou até contraindicada, pois haverá preenchimento em local no qual a vascularização pode estar alterada e, portanto, o acréscimo de volume tecidual pode colabar a irrigação local, ocasionando complicações locais, como sofrimento da pele e até necrose.

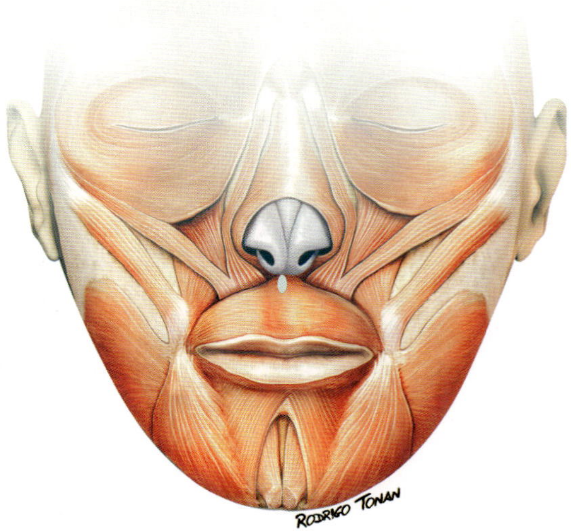

Fig. 5-2. Localização na mucosa do ponto de aplicação muscular para elevação da ponta nasal e para o sorriso gengival.

SORRISO GENGIVAL

Para se ter sucesso nessa terapêutica, a avaliação do sorriso deve ser classificada.

Vários estudos anatômicos demonstraram três variedades de sorriso gengival de acordo com a musculatura envolvida. O Tipo I é o denominado de Monalisa, em que há elevação bem acentuada dos cantos da boca, em decorrência da predominância da ação dos músculos zigomáticos. O Tipo II ou canino caracteriza-se pela elevação forte do lábio superior na parte medial por ação excessiva dos músculos levantadores do lábio superior. Já o Tipo III ou sorriso dentário total tem como peculiaridade a contração significante de todas as porções do músculo levantador do lábio superior e dos depressores do lábio inferior, expondo toda a arcada dentária maxilar e mandibular. A identificação dos músculos envolvidos no sorriso gengival e o planejamento das estruturas a serem bloqueadas pela toxina botulínica são fundamentais para se obter o resultado final desejável.

Existem ainda tipos de sorrisos gengivais decorrentes da implantação alta gengival, cujo tratamento é cirúrgico.[4]

A aplicação deve ser conservadora, de acordo com consenso Americano de 2008, devendo-se aplicar a menor dose possível na musculatura-alvo.[2]

Segundo Polo *et al.*, 30 pacientes portadores dessa anomalia foram tratados com 2,5 U distribuídas em quatro sítios de acordo com a musculatura predominante (levantador do lábio superior, *risorius*, zigomáticos, depressor do septo nasal). O avaliador guiava-se não só pela classificação acima citada, como também por palpação da musculatura na vigência do sorriso.Como resultado, 2 semanas após a aplicação da toxina botulínica, observou-se elevação de $5{,}2 \pm 1{,}4$ mm do lábio superior por período médio de 6 meses. Os autores concluíram que essa abordagem se mostrou eficaz, embora transitória.[3]

PROJEÇÃO MALAR

No processo do envelhecimento, há ptose dos diferentes compartimentos de gordura da face e da musculatura, provocando perda de definição do contorno facial, presença de rugas e excesso de pele.[5] Ainda, como decorrência dessa queda, há a perda de volume malar, que se observa principalmente em pacientes da raça caucasiana.

A reposição volumétrica dessa área é realizada com preenchimento de ácido hialurônico. A aplicação deve ser criteriosa, respeitando a anatomia própria do indivíduo, a etnia e o gênero, evitando-se sobreprojeção, que pode aumentar o diâmetro horizontal da face, resultando em estigma de envelhecimento.[6]

Vale a pena relembrar as zonas de Terino & Flowers, nas quais pacientes do gênero masculino beneficiam-se com o tratamento das zonas 1 e 3. Já em pacientes do gênero feminino, a zona 2 pode ser preenchida com critério. Nas zonas 1 e 3 também só podem aplicados preenchedores, principalmente em pacientes asiáticos.

A zona 4 quase nunca é preenchida, pois pode originar aspecto simiesco.

A zona 5 pode ser tratada em todas as etnias e gêneros, como segundo passo da terapia, isto é, após tratamento das zonas 1, 2 e 3.[7]

SULCO NASOGENIANO

Este é o local onde o preenchimento é o mais indicado e realizado. Porém, há a possibilidade de aplicação de toxina para amenizar essa região.

A seleção desses pacientes é crucial para o sucesso. A toxina está indicada quando há a associação do sorriso gengival tipo canino ou em pacientes que apresentam lábio superior estreito. Antes de realizar o procedimento, deve-se explicar ao paciente as alterações que possam surgir no sorriso (horizontalização).[8]

O preenchimento com ácido hialurônico nessa região é o tratamento de eleição. Cabe ao médico a escolha da concentração, a profundidade de aplicação e o tipo de técnica de acordo com exame clínico (grau de aprofundamento do sulco e espessura da pele) e experiência profissional. Segundo consenso já descrito anteriormente, preconiza-se de 1 a 2 mL de ácido hialurônico em cada lado. As técnicas utilizadas podem ser retro ou anteroinjeção (essa última é indicada no caso de associação à lidocaína), ponto a ponto (para amenizar as rugas mais superficiais), ou cruzadas, proporcionando maior suporte físico e sustentação. Ainda na base nasal ou fossa canina, o preenchimento em leque é o mais indicado.[2]

REFERÊNCIAS BIBLIOGRÁFICAS

1. Gassia V. Prévention ET Gestion dês complications Locorregionales des injections de toxine botulique A esthétique. *Ann Dermatol Veneorol* 2009;136(Suppl 4):S104-10.
2. Carruthers JDA, Glogau RG *et al.* Advances in facial rejuvenation: botulinum toxin type A, hyalurinic acid dermal fillers, and combination therapies. Consensus recommendations. *Plast Reconstruc Surg* 2008;121(5):5S-33S.
3. Pólo M. Botulinum toxin type A (Botox) for the neuromuscular correction of excessive gingival display on smiling (gummy smile). *Am J Orthod Dentofacial Orthop* 2008;133:195-203.
4. Rohrich RJ, Pessa JE. The fat compartiments of the face: anatomy and clinical implications for cosmetic surgery. *Plast Recosntr Surg* 2007;119:2219-27.
5. Carruthers JDA, Glogau RG *et al.* Advances in facial rejuvenation: botulinum toxin type a, hyalurinic acid dermal fillers, and combination therapies. Consensus recomendations. *Plat Reconstruc Surg* 2008;121(5):5S-33S.
6. Terino EO, Flowers RS. The art of alloplastic facial contouring. St Louis: Mosby, 2000. p. 3-30.
7. Dayan SH, Maas CS. Botulinum toxins for facial wrinkles: beyond glabellar lines. *Facial Plast Surg Clin North Am* 2007;15(1):41-49.

6

TRATAMENTO GLOBAL DO TERÇO INFERIOR

A região compreende a área entre os lábios e o mento. Neste capítulo, também será discutida a região cervical.

Dependendo de fatores intrínsecos (grupo étnico, hereditariedade) e fatores extrínsecos (fotoenvelhecimento, tabagismo), pode ocorrer em maior ou menor grau desenvolvimento de rugas dinâmicas e estáticas ao redor dos lábios. A perda de tecido subcutâneo e ósseo (ocasionada por perda dentária) leva a perda da definição da mandíbula, ocasionando o rosto quadrado e pesado.

LÁBIOS

A avaliação dos lábios deve ser criteriosa, para que a escolha do procedimento e o resultado final sejam satisfatórios.

Lábios com aspecto jovial caracterizam-se por apresentar definição no arco do cupido, discreta elevação das comissuras labiais e limite nítido do vermelhão em relação à pele da face. Complementando, a altura dos lábios tem como razão ideal o lábio superior em relação ao inferior de 1:2. Observa-se volume na área central do lábio superior, e, em visão lateral, a projeção dos lábios é convexa, com avanço de 1 a 2 mm do lábio inferior em relação ao superior (em caucasianos) (Fig. 6-1).[1,2]

Pacientes asiáticos, cujos lábios apresentam maior projeção em relação à região malar, o envelhecimento caracteriza-se pela perda de volume. A etnia negra não apresenta tanta alteração labial como nas demais citadas (Capítulo 1).

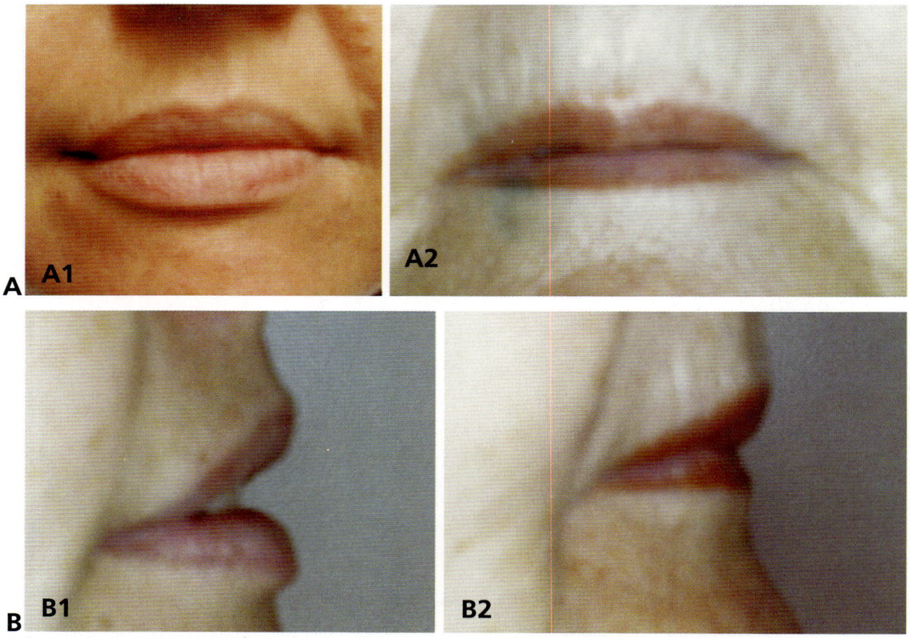

Fig. 6-1. (**A**) Visão frontal. (A1) Lábio jovem. Caracteriza-se por vermelhão definido, elevação das comissuras labiais, razão 1:2 do lábio superior em relação ao inferior. (A2) Perda da definição do vermelhão, diminuição da altura do lábio superior e queda das comissuras labiais. (**B**) Visão em perfil. (B1) Projeção convexa com avanço de 1-2 mm do lábio inferior em relação ao superior. (B2) Perda da projeção convexa dos lábios.

É interessante ressaltar que cada grupo étnico apresenta características próprias à etnia. Assim, a avaliação é diferenciada e, portanto, os tratamentos também são diferentes. Enquanto a maioria dos estudos baseia-se na etnia caucasiana, verifica-se que, graças à globalização, há alguns relatos de estudos com diferentes etnias e diferentes tratamentos.

A área perioral pode ser rejuvenescida com a associação de toxina botulínica e preenchimento. Gordon *et al.* sugeriram o uso de toxina nesta região.[3] Porém, essa técnica é indicada quando as rugas são oriundas apenas da contração do músculo orbicular dos lábios, isto é, rugas dinâmicas. O objetivo é demonstrar que a utilização da toxina botulínica causa enfraquecimento do esfíncter, diminuindo a formação de rugas pela contração do mesmo. Sua utilização (número de unidades) deve ser cautelosa, caso contrário, ocorrerá prejuízo na função oral, como alteração na fala, perda de líquidos ao ingerir alimentos líquidos e assimetrias. De acordo com este estudo, utiliza-se 1 a 2 U de toxina botulínica em dois ou quatro pontos equidistantes.[3] A utilização de toxina botulínica é contraindicada a instrumentistas de sopro e pessoas que praticam mergulho com tanque.

Em 2008, Jacono *et al.* classificaram os lábios em diversas zonas labiais, no sentido de padronizar o tratamento dessa região por preenchimento. Definiram 11 zonas distintas.[4] Ainda, segundo esses autores, essa classificação possibilita a realização de 511 tipos de tratamentos diferentes. É interessante salientar que, para a definição dos lábios, deve-se realizar aplicação de ácido hialurônico no vermelhão, incluindo o arco do cúpido e as comissuras labiais.

Ao preencher a região interna do vermelhão, há aumento da altura dos lábios e espessura; ao preencher a região periostal (transição das mucosas seca e úmida), obtém-se a eversão dos lábios. E, finalmente, não aplicar a substância no ventre muscular para se evitar o risco de obstrução da irrigação local ou encapsulamento da substância aplicada.

Pacientes de origem oriental devem-se submeter a preenchimento conservador nos lábios, apenas para repor o volume perdido.[2]

COMISSURAS LABIAIS

Dependendo da idade, expressão facial e genética, pode-se realizar preenchimento pela técnica em leque ou cruzada, utilizando 0,2-0,5 mL e/ou toxina botulínica na parte inferior do músculo depressor do ângulo oral. A localização dos pontos de aplicação para tratar o músculo depressor oral é realizada pela solicitação da contração do mesmo. Solicita-se ao paciente que contraia a musculatura que puxa o ângulo oral para baixo, porém muitos não conseguem fazê-lo. Outra maneira de localizar esse ponto é a projeção do sulco nasogeniano sobre o ramo da mandíbula, quando os sulcos forem simétricos. Outra técnica utilizada é a demarcação do ponto de aplicação ao nível da mandíbula 1 cm anterior à margem mediana do músculo masseter. Preconiza-se, nesses casos, utilizar 1 a 2 U de toxina botulínica em cada ponto (Fig. 6-2).

BIGODE CHINÊS OU LINHA DE MARIONETE

Embora o tratamento do músculo depressor possa amenizar esse sulco, o preenchimento de toda a extensão é mais utilizado (0,5 a 1 mL de cada lado). A aplicação pode ser por retroinjeção, anteroinjeção, ponto a ponto, em leque ou cruzada.[2]

MENTO

Outro estigma do envelhecimento é a aparência de *Peau d'orange* (celulite) no mento. Esse sinal pode ser tratado com toxina botulínica nos músculos mentuais. A aplicação pode ser bilateral, 2 a 5 U em cada músculo ou 5 a 10 U na região mediana do mento. É mais segura a aplicação mediana e única, por diminuir o risco de assimetrias, pricipalmente para quem esteja iniciando sua prática médica (Fig. 6-3).

N. do A. – Botox®: Prosigne®/Xeomin®: Dysport®
1:1:2,5-3

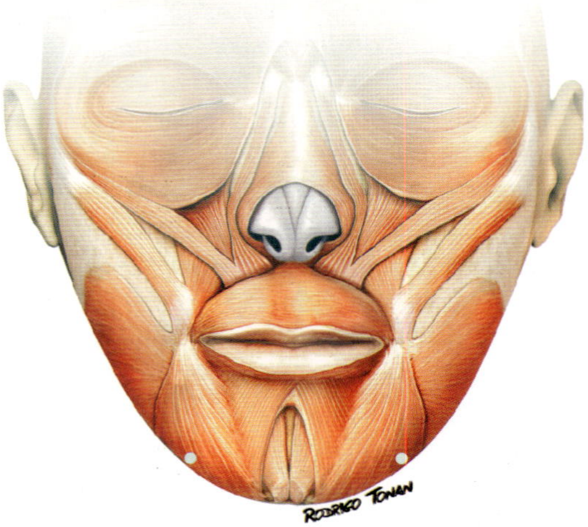

Fig. 6-2. Pontos de aplicação de toxina botulínica para tratamento do músculo depressor oral.

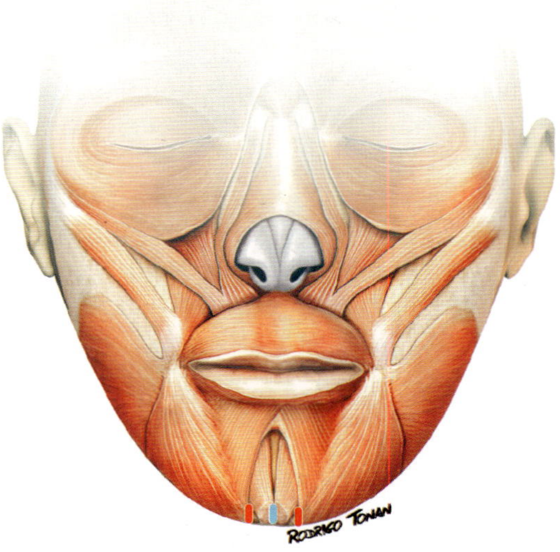

Fig. 6-3. Pontos de aplicação para tratamento do músculo mentual. Ponto azul: técnica de apenas uma aplicação na linha mediana. Pontos vermelhos: dois pontos localizados a 0,5 cm da linha mediana.

N. do A. – Botox®: Prosigne®/Xeomin®: Dysport®
1:1:2,5-3

Com a introdução do ácido hialurônico no mercado, para reposição de volume, o hipognatismo, dependendo do grau de subprojeção, pode ser corrigido com preenchimento. O volume total dependerá da experiência do médico aplicador e das medidas antropométricas de cada paciente, chegando-se a utilizar até 2 mL de ácido hialurônico.[5]

RUGAS FACIAIS

Ao contrair a musculatura peribucal, seja durante a fala ou no sorriso, alguns indivíduos apresentam rugas diagonais na região média da face. Quando ocorrerem essas alterações, a abordagem com toxina está indicada. A aplicação deve ser superficial (dérmica), injetando-se 1 U em 3 ou 4 sítios diferentes ao longo dessas rugas, sempre se preocupando com possíveis assimetrias. Essa técnica é conhecida como "mesobotox".[6]

HIPERTROFIA DE MASSETER

A hipertrofia massetérica é comum em pacientes orientais e em homens. A principal queixa é a de aparência "dura" e rosto quadrado. Ao relaxar essa musculatura e amenizar essa "hipertrofia", o contorno mandibular torna-se triangular, conferindo jovialidade e harmonia.

A técnica consiste na aplicação de 5 a 10 U de toxina botulínica por ponto, com um total de 3 a 5 aplicações no ventre muscular do masseter. A localização anatômica faz-se pela identificação do corpo muscular ao solicitar ao paciente que feche a boca como se estivesse mastigando (Fig. 6-4).[5]

Deve-se tomar cuidado com o ducto salivar que cruza o masseter. Para não puncioná-lo, injetar abaixo da linha imaginária que liga o ângulo oral ao *tragus*.[6]

MARGEM MANDIBULAR

A perda do contorno mandibular e/ou a substituição do formato triangular pelo quadrado caracteriza o envelhecimento. Essa condição pode ser corrigida ou suavizada, dependendo da flacidez e do excesso de pele, com a utilização de neurotoxina, preenchimento e/ou cirurgia.

Em 2007, Levy *et al.* propuseram nova técnica, chamada Linha de Nefertiti, em homenagem à personagem histórica pois, conforme as esculturas e os relatos literários, Nefertiti possuía o perfil mais bonito e cobiçado da época.[7]

Indica-se em pacientes que apresentam flacidez no contorno mandibular, de grau leve a moderado, sem excesso de tecido adiposo. A aplicação da toxina botulínica é realizada na porção cervical superior das bandas platismais (2 U

N. do A. – Botox®: Prosigne®/Xeomin®: Dysport®
1:1:2,5-3

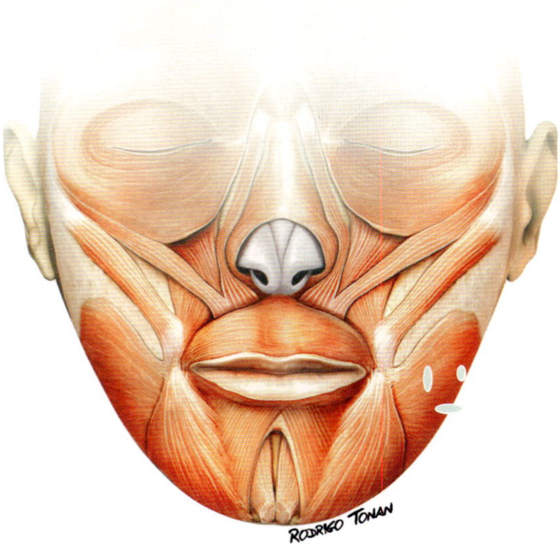

Fig. 6-4. Tratamento do músculo masseter. Aplicação em três pontos distintos no ventro muscular de 5-10 U de toxina botulínica.

em 3 pontos em cada lado) e segue o ramo da mandíbula com 3 a 5 pontos de aplicação (2 U cada ponto). É imprescindível localizar o ponto inicial do ramo da mandíbula, que se encontra 1 cm posterior à projeção do sulco nasogeniano, para evitar a aplicação do produto em outra musculatura, por exemplo, o músculo depressor do ângulo oral (Fig. 6-5).[7]

REGIÃO CERVICAL

A pele dessa região pode sofrer várias alterações, desde pigmentação, flacidez e perda de tecido celular subcutâneo. Seu tratamento é mais conservador, pois não contém muitos anexos que possibilitem abordagem mais invasiva.

A proposta do uso da toxina botulínica é de amenizar as bandas platismais aparentes e as rugas horizontais e oblíquas que envelhecem o colo e o pescoço.

As bandas do músculo platisma podem ser tratadas com aplicação de 1 a 2 U de toxina botulínica no ventre das mesmas com espaçamento de 2 cm entre cada ponto.

N. do A. – Botox®: Prosigne®/Xeomin®: Dysport®
1:1:2,5-3

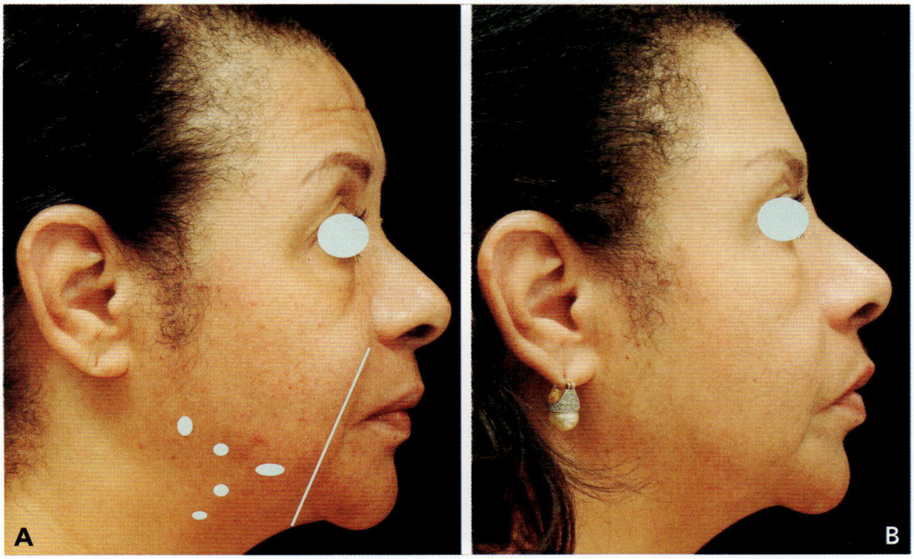

Fig. 6-5. (**A** e **B**) Demarcação da técnica de Nefertiti e o resultado final. O início da demarcação ao longo do ramo da mandíbula a partir de 1 cm da projeção do sulco nasogeniano.

As linhas horizontais e oblíquas devem receber a aplicação no nível do tecido subcutâneo, 1 a 2 U, em total de, no máximo, 20 U distribuídas em toda a extensão cervical.[8]

Diversas vezes, as linhas oblíquas e cervicais permanecem após o tratamento com toxina e podem ser amenizadas com preenchimento de ácido hialurônico, próprio para aplicação superficial, direcionado em toda a sua extensão.

Outros tratamentos e associações também podem ser empregados nessa área (vide Capítulo Associações Terapêuticas).

REFERÊNCIAS BIBLIOGRÁFICAS

1. Rohrich RJ, Pessa JE. The fat compartments of the face: anatomy and clinical implications for cosmetic surgery. *Plast Reconstr Surg* 2007;119:2219-27.
2. Rohrich RJ, Ghavami A *et al.* The role of hyaluronic acid fillers(restylane) in facial cosmetic surgery: review and technical considerations. *Plast Reconstruc Surg* 2007;120(6S):41S-54S.
3. Gordon RW. Dent today. Botox cosmetic for lip and perioral enhancement. *Dent Today* 2009;28(5):94-97.
4. Jacono AA. A new classification of lip zones to customize injectable lip augmentation. *Arch Facial Plast Surg* 2008;10(1):25-29.

N. do A. – Botox®: Prosigne®/Xeomin®: Dysport®
1:1:2,5-3

5. Dayan SH, Maas CS. Botulinum toxins for facial wrinkles: beyond glabellar lines. *Fac Plast Surg Clin North Am* 2007;15(1):41-49.
6. Tamura B. Toxina botulínica: concepção de beleza e da estética atual. São Paulo: Santos, 2007. p. 64-66.
7. Levy PM. The Nefertiti lift: a new technique for specific recontouring of the jawline. *J Cosmet Laser Ther* 2007;9:249-52.
8. Gassia V, Beylot S *et al.* Les techniques d'injection de la toxine botulique dans le tiers inférioeur et moyen du visage, le cou et le décolleté. Le Nefertiti lift. *Ann Dermatol Venearol* 2009;136:S111-18.

7

ASSOCIAÇÕES TERAPÊUTICAS

Atualmente, há um grande avanço tecnológico no tratamento do envelhecimento facial. Nada mais natural do que usufruir dessa tecnologia, com bom senso, para oferecer o que há de melhor aos pacientes.

Em paralelo a esse avanço, não se pode deixar de lado a associação desses procedimentos com a cirurgia, visando à recuperação mais rápida, menos invasiva, com menor tempo e alta eficácia. É o que observamos na cirurgia facial. A maioria das ritidoplastias não realizam a incisão "em tiara", salvo casos com excesso de pele na região frontal. Essa técnica estigmatizava a paciente, por ocasionar a elevação da implantação dos cabelos. Atualmente, a fronte é tratada, durante ou após a cirurgia, com uso de toxina botulínica tipo A. O mesmo princípio é observado com ácido hialurônico e aplicação no sulco nasogeniano. O preenchimento dessa área dispensa, na maioria dos casos, descolamentos na região peribucal, diminuindo o risco de lesão de nervos.

ASSOCIAÇÃO DE TRATAMENTOS NA MESMA SESSÃO

Pode-se associar o uso da toxina botulínica a preenchedores na mesma sessão. Porém, a associção de *laser*, luz intensa pulsada, LED (luz emitida por diodo), radiofrequência e infravermelho não esta indicada.

Vários estudos descrevem as vantagens da associação de diferentes técnicas para o retardo do envelhecimento.[1,2]

Em 2007, a Associação Americana de Cirurgia Estética (ASPS) divulgou que, em 54% dos consultórios, os médicos utilizavam, na mesma sessão, a toxina e o ácido hialurônico.[3]

Fagien *et al.* realizaram revisão sistemática sobre associações terapêuticas. Esses autores selecionaram 103 estudos sobre toxina botulínica cosmética e outros procedimentos. Desses 103 estudos, 23 foram selecionados por preencherem critérios de inclusão. A região avaliada foi a glabelar, e o parâmetro clínico escolhido foi a escala visual analógica de satisfação. Como conclusão desse trabalho, 65% dos pacientes mostraram-se satisfeitos ao serem tratados exclusivamente com toxina botulínica. Porém, ao se associar ácido hialurônico, o grau de satisfação subiu para 95%.[4]

ASSOCIAÇÃO DE TOXINA BOTULÍNICA E/OU PREENCHEDOR COM EQUIPAMENTOS

A prática clínica atual permite a associação de vários equipamentos de alta tecnologia (*laser*, luz intensa pulsada, infravermelho e radiofrequência). Porém, alguns fatores devem ser levados em consideração. Há aparelhos que estão em estágio inicial de aplicabilidade prática e, por isso, falta evidência científica sobre eficácia e segurança. Ainda, há dúvidas sobre a sequência de aplicação, intervalo entre sessões, ação sobre o efeito de outros equipamentos e/ou substâncias injetadas.

O médico aplicador deve planejar a cronologia da sequência do uso de equipamentos e procedimentos invasivos de acordo com as seguintes variáveis: tempo de instalação do efeito, interação de substâncias e incompatibilidade de tratamentos na mesma sessão.

Considerando a aplicação de ácido hialurônico, existem dois estudos, um experimental e outro clínico, sobre a influência do *laser* de diferentes comprimentos de ondas, radiofrequência e sua influência sobre os preenchedores.

O primeiro estudo experimental realizado em porcos injetou ácido hialurônico no subcutâneo do dorso do animal e, imediatamente, foram utilizados LIP 560 nm, YAG, lux 1.540 nm, Erbium 2.940 nm e Active FX/DeepFX.

Após essa aplicação, foi realizada biópsia do local. Como resultado, houve alteração da estrutura molecular do preenchedor apenas com uso do *laser* Erbium (2.490 nm) e o Deep FX. O uso dos demais *lasers* não mostrou qualquer modificação estrutural da molécula estudada.[5]

Outro estudo consistiu na observação clínica realizada em 36 pacientes que se submeteram ao preenchimento com ácido hialurônico no sulco nasogeniano e, a seguir, receberam tratamento de YAG *laser* (1.320 nm), *Laser* diodo (1.450 nm), radiofrequência monopolar e luz intensa pulsada em apenas um dos lados do sulco. O lado contralateral foi considerado como controle. Clinicamente, não houve alteração da superfície dérmica ou diminuição do grau de preenchimento após os tratamentos descritos. Histologicamente, não houve mudança estrutural da substância injetada.[6]

ASSOCIAÇÃO DE SUBSTÂNCIAS INJETORAS

Outro tipo de associação que é descrita consiste na utilização de substâncias, como o ácido hialurônico e a lidocaína, ideais para melhor conforto dos pacientes. Vários trabalhos demonstram eficácia e segurança nessa associação.[4]

REFERÊNCIAS BIBLIOGRÁFICAS

1. Carruthers JDA, Glogau RG *et al.* Advances in facial rejuvenation: botulinum toxin type A, hyalurinic acid dermal fillers, and combination therapies. Consensus recommendations. *Plast Reconstruc Surg* 2008;121(5):5S-33S.
2. Rorhic RJ, Ghavami A *et al.* The role of hyaluronic acid fillers(restylane) in facial cosmetic surgery:review and technical considerations. *Plast Reconstruc Surg* 2007;120(6S):41S-54S.
3. ASPS. Statics Internet. Citado em: 01 de maio. Disponível em: <http://cosmeticplasticsurgerystatistics.com/statistics.html>
4. Fagien S, Carruthers J. A comprehensive review of patient-reported satisfaction with botulinum toxin type A for aesthetic procedures. *Plast Reconstruc Surg* 2008;28:1915-24.
5. Farkas JP, Ricchardson JA *et al.* Effects of commom laser treatments on hyaluronic acid fillers in a porcine model. *Aesthet Surg J* 2008;28(5):503-11.
6. Goldman MP, AlsterTS *et al.* A randomized Trial to determine the influence of laser therapy, monopolar radiofrequency treatment, and intensed pulsed light therapy administered immediately after hyaloronic acid gel implantation. *Dermatol Surg* 2007;33(5):535-42.

8

ZONAS DE PERIGO, COMPLICAÇÕES E MEDIDAS DE PREVENÇÃO

As zonas de perigo variam de acordo com o tratamento proposto, profundidade da injeção e o modo de ação da substância que está sendo utilizada. Ao se aplicar toxina botulínica tipo A, deve-se ter cuidado com a musculatura abordada, diluição e características físico-químicas do produto, e dose utilizada. Todos esses fatores devem ser considerados para se obter resultado eficaz, sem eventos inestéticos e indesejáveis, como a ptose palpebral, a alteração no sorriso etc.

Já com a utilização de preenchimentos, as zonas de perigo correspondem à proximidade do local da injeção em relação a estruturas vasculares. Nesse caso, a profundidade da aplicação, o volume e a concentração do produto devem ser planejados, para que não acarretem alterações na vascularização local.

TOXINA BOTULÍNICA

O resultado do uso da toxina botulínica apoia-se no conhecimento anatômico da musculatura local e nas características químicas e físicas da toxina escolhida. Deve-se ter em mente os músculos da região a ser tratada, a sua origem, a inserção e a ação. Com isso, o tratamento visa balancear as ações musculares promovendo elevação, queda ou lateralização das estruturas na superfície da face conforme planejamento clínico prévio. Ao se injetar determinado número de unidades, deve-se realizar o procedimento na musculatura relaxada, sem massagem no local da aplicação, para evitar difusão na musculatura adjacente.[1]

Outro fator a ser considerado é a característica do produto escolhido. Há, no mercado, neurotoxinas que contêm diferentes complexos proteicos, excipientes, pesos moleculares e pH, que influenciam diretamente no planejamento da diluição, unidades e dose total empregada. Portanto, diferentes toxinas devem ser encaradas como produtos diferentes. Embora alguns trabalhos mostrem razão de equivalência entre as toxinas mais conhecidas no mercado, ainda se discute sobre o que realmente pode ser inferido e a razão correta de conversão.[2,3]

As primeiras toxinas que chegaram ao mercado mundial e, portanto, apresentam maior número de ensaios clínicos são o Botox®* e o Dysport®**. Há alguns anos, a razão de conversão era de 1:4 (Botox® e Dysport®), de acordo com os estudos da época. Atualmente, esse conceito se modificou, e a razão mudou para 1:3 ou 1:2,5, (Botox®* e Dysport®**).[4]

A dificuldade de se estabelecer uma razão definitiva está no fato de que vários trabalhos que estudam o comportamento *in vitro* dessas toxinas não são equivalentes e uniformes quanto ao método utilizado.[4]

Vale a pena citar alguns estudos que mostram visões e interpretações diferentes quanto ao comportamento biológico dessas proteínas.

Sabe-se que a difusão tecidual de toxina depende do peso do complexo proteico e da diluição. Clinicamente, isto foi demonstrado em estudo de hiperidrose em fronte.[5] Esses autores concluíram que a toxina tipo A Botox®* (onabotulinumtoxinA) apresenta halo de difusão menor e, portanto, ação mais pontual e, consequentemente, menor difusão a outros músculos. A crítica a esse experimento veio a partir de estudos com a toxina Dysport®** (abobotulinutoxinA). Picket *et al.* contestam a maior difusão de Dysport®**, descrita anteriormente, baseando-se nas diferentes características dessas proteínas e na observação de que a razão de equivalência entre Botox®* e Dysport®** ainda não foi definitivamente estabelecida.[6]

Essa dúvida sobre a ocorrência de maior difusão relacionada com peso molecular da toxina passará a ser estudada e observada com a entrada no mercado de Xeomin® (incobotulinumtoxinA), do Merz Pharmaceuticals-GmbH, toxina livre de proteína que apresenta peso molecular de 150KdA.[7]

*Allergan, Irvine CA
**Ipsen Biopharm, Wrexham, Wales distribuído pela Galderma

EVENTOS RELACIONADOS COM A TOXINA BOTULÍNICA TIPO A

Os eventos adversos relacionados com esse tipo de droga podem ser divididos em alérgicos, tóxicos e técnicos (injetor-dependente).

Algumas alergias alimentares podem contraindicar o uso da toxina, de acordo com a formulação. Alergia a ovo contraindica o uso de toxinas que contenham albumina na fórmula, assim como alergia à lactose, dependendo da toxina eleita para tratamento.

A toxicidade, embora possível, nunca ocorreu em pacientes em que houve uso cosmético. A dose letal em animais, estabelecida como DL 50, pode ser transposta para adultos. Assim, a dose letal para o ser humano é de 40 U/kg de peso, o que acarretaria em um indivíduo de 70 kg, dose de 2.800 U. Essa dose não é praticada em nenhum procedimento com toxina, seja estético ou terapêutico.[8]

Embora o evento mais perturbador para a paciente e o médico, relacionado com a utilização de toxina botulínica, seja a ocorrência de ptose palpebral, o mais frequente é a ocorrência de pequenos hematomas, relacionados com a técnica (calibre da agulha). Outro evento é a cefaleia, que pode ocorrer em até 24 horas após a aplicação da toxina. Segundo metanálise de 2009,[9] a frequência desse evento é a mesma quando utilizado placebo; portanto, essa queixa está mais relacionada com o uso de agulha na aplicação. Essa revisão aponta que a repetição do uso da toxina diminui a ocorrência de cefaleia. Ainda nessa revisão sistemática, os autores demonstraram a ocorrência de blefaroptose entre 0-5,4% dos casos.[10]

Zaqui *et al.* avaliaram que, em estudos randomizados sobre tratamentos estéticos, o evento adverso mais observado foi a cefaleia. De 1.061 pacientes tratados,117 tiveram esse efeito em relação a 35 de 350 do grupo placebo (utilização de soro fisiológico), seguido de ptose palpebral, observada em 17 pacientes de um total de 829 tratados com toxina contra nenhum dos pacientes-controle. Outros eventos observados foram reação local (eritema) e infecção. Em síntese, o efeito adverso mais grave no uso de toxina botulínica foi a ptose palpebral, porém sem significância estatística, embora os autores salientem que a documentação científica é subnotificada.[11]

Diante desses eventos, é interessante ressaltar o estudo de Gassia, publicado em 2009 nos Anais de Dermatologia e Venerologia. Baseado nesse estudo, serão descritas as zonas de perigo e alternativas de prevenção de eventos adversos com o uso de toxina botulínica na face.[12]

REGIÃO FRONTAL

Alguns pacientes idosos ou do sexo masculino, por enfraquecimento do músculo levantador das pálpebras, utilizam a musculatura frontal para auxiliar na elevação das sobrancelhas e a pálpebra superior. Ao realizar o exame físico, observa-se o paciente contrai a musculatura frontal para elevar as pálpebras. Como auxílio a essa anamnese, o examinador pode "sentir" a ação dos frontais com uma das mãos posicionadas na fronte do paciente. A seguir, é solicitada elevação das sobrancelhas e pálpebras superiores.

Caso haja contração forte dos músculos frontais, seguir as seguintes recomendações: não aplicar o produto no terço distal desses músculos (perto das sobrancelhas), alertando o paciente que, após 15 dias da aplicação, podem restar algumas rugas nessa região. Na revisão do tratamento, pode-se aplicar algumas unidades na derme superficial do terço distal, o que elimina a ocorrência dessas rugas, mas não ocasiona queda das sobrancelhas. Além disso, é interessante ressaltar que os músculos frontais são os únicos que elevam as sobrancelhas. Assim, deve-se tomar cuidado para não bloqueá-lo totalmente (Fig. 9-1).[12] O seu relaxamento total pode levar a sensação de peso nas pálpebras e até a ptose.

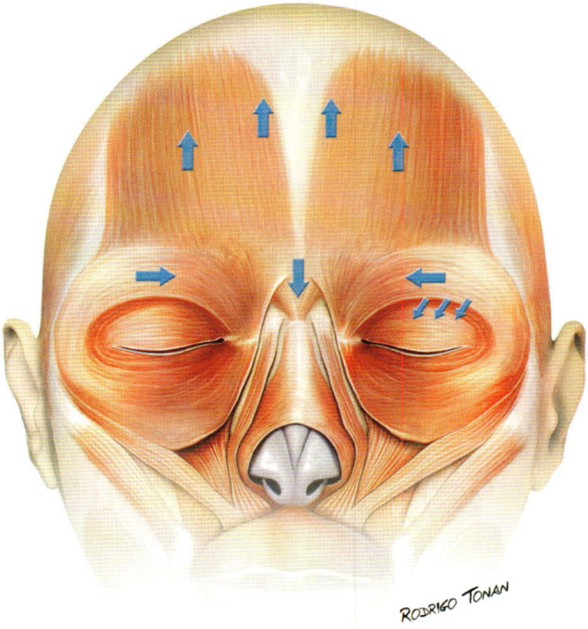

Fig. 8-1. Ação da musculatura do terço superior da face. Notar que apenas os músculos frontais elevam a região das sobrancelhas.

REGIÃO GLABELAR

Nessa região, a difusão inadequada da toxina pelo septo orbitário pode levar a relaxamento do músculo levantador da pálpebra superior, ocasionando ptose. Caso isso aconteça, procede-se com sessões de drenagem linfática, estimulação muscular por microcorrentes e aplicação de colírio de apraclonidina a 5%. Essa substância alfa-adrenérgica leva à contração de um músculo localizado abaixo do levantador, chamado músculo de Müller, promovendo uma elevação palpebral de 1 a 2 mm. Com essas medidas, consegue-se a diminuição do tempo de ação da toxina na área tratada.

Outra alternativa é o uso de antitoxina que, embora viável, tem alto potencial alergênico. Sua aplicação só é eficaz quando aplicada o mais rápido possível após a aplicação de toxina botulínica A.

Outro fator importante a ser considerado como prevenção à ptose é o posicionamento do bisel da agulha voltado para cima e o pinçamento do músculo corrugador pelo médico aplicador. Além disso, não se deve massagear o local.[12]

REGIÃO ORBICULAR

O início da aplicação da toxina botulínica a partir de 1 cm do rebordo orbital é fundamental para que o produto não relaxe a musculatura oculomotora. Caso essa musculatura seja afetada, esse relaxamento pode levar a um quadro de diplopia ou estrabismo que, embora transitório, é extremamente desagradável. Ao se tratar essas rugas (laterais à orbita), deve-se tomar cuidado com a região caudal do músculo orbicular, pois, ao se ultrapassar o arco zigomático, pode-se relaxar os músculos zigomáticos e produzir um sorriso não gracioso (sorriso horizontal).

Já no tratamento das rugas das pálpebras inferiores, antes de se injetar qualquer unidade, analisa-se o paciente. Caso o paciente apresente lagoftalmo, ou fraqueza da musculatura do orbicular, que pode ser observado por abaulamento da gordura (olho inchado ao acordar), não é prudente tratar essa região.[12]

REGIÃO DO TERÇO MÉDIO DA FACE

Rugas nasais

O relaxamento do músculo nasal bilateral deve ser realizado por aplicação de um ponto para que não haja difusão da toxina para o músculo levantador labial, causando um sorriso horizontal. Para se evitar tal evento, aplicar 1 a 2 U, não massagear o local, concentrar a diluição e não aplicar na base da pirâmide nasal.[12]

N. do A. – Botox®: Prosigne®/Xeomin®: Dysport®
1:1:2,5-3

Sorriso gengival

O intuito desse tratamento é justamente relaxar o músculo levantador labial. Antes de realizar esse tratamento, explicar ao paciente a possibilidade de mudança do sorriso. Este pode tornar-se mais horizontalizado por relaxamento dos músculos zigomáticos.

Há três tipos de sorriso gengival, então, deve-se estudar qual o músculo envolvido no procedimento (levantador labial ou zigomáticos). Caso tenha que se aplicar nos músculos zigomáticos, iniciar-se com aplicação intradérmica.[12]

REGIÃO DO TERÇO INFERIOR

Ângulo da boca

Ao se elevar o ângulo oral, deve-se relaxar o depressor do ângulo oral. A proximidade de outros músculos nessa região demanda precisão no tratamento. Caso se injete muito cranialmente, isto é, perto da rima bucal, pode haver difusão para o esfíncter bucal, ocasionando assimetria dos lábios. Caso se opte pela técnica de aplicação mais caudal, deve-se tomar cuidado com a proximidade ao músculo depressor do lábio inferior. O relaxamento desta última estrutura pode provocar perda de saliva ou dificuldade ao tomar líquidos (perda lateral de líquido). O ideal é a sua aplicação intradérmica, utilizar dose baixa, respeitar simetria da aplicação e não massagear. Não indicar para cantores, instrumentistas de sopro e mergulhadores (com tanque).[12]

Mento

Seu relaxamento está indicado para o aspecto de *peau d'orange*. Para evitar difusão na musculatura bucal e provocar assimetria na expressão facial, usa-se a técnica de aplicação de um ponto mediano profundo (4 U). Para médicos mais experientes, recomenda-se, a partir da linha média, aplicar 2 U a 0,5 cm da linha média. Qualquer técnica escolhida preconiza a introdução da agulha mais profunda perto do periósteo.[12]

REGIÃO CERVICAL

O tratamento do músculo platisma pode gerar grandes resultados, porém alguns cuidados são necessários. Sempre injeta-se a toxina superficialmente, o que pode ser observado com a formação de pápula. A injeção profunda pode relaxar outros músculos da região cervical, podendo ocasionar alteração da voz, dificuldade de deglutição e sensação de peso na região cervical.[12]

N. do A. – Botox®: Prosigne®/Xeomin®: Dysport®
1:1:2,5-3

EVENTOS RELACIONADOS AO PREENCHIMENTO

Seja qual for o preenchimento escolhido, devem-se tomar alguns cuidados com a vascularização local e a profundidade da aplicação.

Dois eixos vasculares na face devem ser lembrados. O primeiro compreende a região do sulco nasogeniano, onde há a chance de se puncionar inadvertidamente o ramo nasal da artéria facial que irriga dorso nasal. A segunda estrutura vascular localiza-se na região da mandíbula, ao nível da projeção da rima oral. Nesta região, a artéria facial é mais superficial.

O nariz é outra área de risco. Preenchimentos nesse local podem ocasionar edema. Dependendo da quantidade de volume injetado, podem acarretar diminuição da vascularização local.

A região dos lábios é mais uma área a ser considerada. Todo o preenchimento deve ser realizado entre a derme e a musculatura. Ao injetá-lo no ventre muscular, corre-se o risco de aumentar a pressão tissular e comprimir a irrigação arterial local, podendo levar até a necrose.[13]

Outro fator que deve ser levado em conta é a concentração do produto e a profundidade de aplicação. Quando se trata de concentração elevada (acima de 20 mg/mL), caso o preenchimento fique muito superficial, pode-se ter um enrugamento e/ou espessamento duradouro da pele. Observa-se, na prática clínica, que pacientes que apresentam esse evento podem ter o preenchimento visível até um ano após a aplicação. Isso pode ser eliminado ou atenuado com massagem associada a corticosteroides tópicos e injetáveis.

REFERÊNCIAS BIBLIOGRÁFICAS

1. Klein AW, Carruthers A *et al.* Comparisons among botulinum toxins: evidence-based review. *Plast Reconstr Surg* 2008;121(60):413e-22e.
2. Sandeep HC, Harryono J *et al.* Different formulations of botulinum toxin type A have different migration characteristics: a double-blind,randomized study. *J Cosmetic Dermatol* 2008;7:50-54.
3. De Almeida AT, de Boulle K. Diffusion characteristics of botulinum neurotoxin products and their clinical significance in cosmetic applications. *J Cosmetic Laser Therapy* 2007;9(Suppl 1):17-22.
4. Beylot C. Les différentes toxines botuliques et leurs spécificités. *Ann Dermatol Venearol* 2009;136:S77-85.
5. Almeida AT. Pilot study comparing the diffusuin characteristics of two formulatioons of botulinum toxin type A in patients with forehead hyperhidrosis. *Dermatol Surg* 2007;33(1):37S-43S.
6. Pickett A, Dodd S *et al.* Confusion about diffusion and art of misinterpreting data when comparing different Botulinum toxins used in aesthetic applications. *J Cosmet Laser Ther* 2008;10:181-83.
7. Carli L, Montecucco C *et al.* Assay of diffusion of different botulinum neurotoxin type A formulations injected in the mouse leg. *Muscle Nerve* 2009;e40:374-80.

8. Berry MG, Stanek JJ. Botulinum neurotxin A: a review. *J Plast Reconstr Aesthet Surg* 2012;65:1283e-91e
9. Brin MF, Boodhoo TI, Pogoda JM *et al.* Safety and tolerability of onabotulinumtoxina in the treatment of facial lines: a meta- analysis of individual patient data from global clinical regis- tration studies in 1678 participants. *J Am Acad Dermatol* 2009;61:961-70.e1-11.
10. Gadhia K, Walmsley AD. Summary of: facial aesthetics: is botulinumtoxin treatment effective and safe? A systematic review of randomised controlled trials. *Brit Dent J* 2009;207(5):216-17.
11. Zaqui RM, Matayoshi S *et al.* Adverse effects associated facial applications of botulinum toxin: a systematic review with meta-analysis. *Arq Bras de Oftalmo* 2008;71(6):894-901.
12. Gassia V, Michaud T. Prevention and management of locoregional complications of botulinum A toxin injections in cosmetic treatment. *Ann Dermatol Venearol* 2009;136:S104-10.
13. Jacono AA. A new classification of lip zones to customize injectable lip augmentation. *Arch Facial Plast Surg* 2008;10(1):25-29.

CONSIDERAÇÕES FINAIS

Embora a toxina botulínica esteja no mercado há mais de 20 anos, sua aplicação e as técnicas utilizadas ainda estão em evolução. As indicações mostram-se cada vez mais abrangentes, em decorrência do melhor conhecimento desta proteína, estendendo seu uso para outras áreas e aplicações, como cicatrização, dor, espasmos de musculatura lisa, dentre outras. Sua utilização associada a outras terapias é algo dinâmico e fascinante. A associação de toxina e preenchimento está indicada como abordagem inicial no retardo do envelhecimento. Cirurgias como a ritidoplastia podem ser associadas a estes recursos, dependendo de cada caso.

Já em relação à utilização de ácido hialurônico, estudos descritos e elaborados pela Sociedade Americana de Cirurgia Plástica mostram que, por ser absorvível e compatível, o ácido hialurônico é a substância preferida em 80% dos consultórios médicos. A associação de lidocaína a esses preenchedores auxilia no maior conforto aos pacientes.

Pensando no futuro, pesquisas de células-tronco podem ser associadas a essas substâncias, e, quem sabe, talvez poderão retardar ainda mais o processo do envelhecimento.

Porém, o mais importante é a sensibilidade, a análise criteriosa das deformidades e o conhecimento médico. Aliados a isto, a percepção artística e o julgamento conservador poderão atingir as demandas, de forma objetiva, dos pacientes.

ÍNDICE REMISSIVO

Entradas acompanhadas por um *f* ou *q* itálico indicam Figuras e Quadros, respectivamente.

A

Ácido(s)
  em formulações, 26
    domiciliares, 26*q*
      resumo de, 26*q*
    noturna, 26
Agente(s)
  anetésico, 20
    escolha do, 20
  na prática clínica, 27*q*
    principais, 27*q*
      concentrações, 27*q*
Analgesia
  tópica, 19
Anestesia
  infiltrativa, 21
  local, 19-23
    agente anestésico, 20
      escolha do, 20
    associações anestésicas, 21
    e bloqueios, 19-23
      analgesia tópica, 19
      preenchimento associado, 23
Anestésico(s)
  classificação dos, 20*q*
    em relação ao grupo químico, 20*q*
  preenchimento associado a, 23
Associação(ões)
  anestésicas, 21
  terapêuticas, 55-57
    de substâncias injetoras, 57
    na mesma sessão, 55
    toxina botulínica, 56
      e/ou preenchedor com equipamentos, 56
Avaliação
  do paciente, 3-17
    considerações gerais, 3
    exame, 4, 10
      detalhado, 10
      físico, 4
    MIRROR®, 3-17
    questionário, 15
      autopercepção, 15
      avaliação médica, 17

B

Bigode
  chinês, 49
    tratamento global do, 49
Bloqueio(s)
  anestesia local e, 19-23
    analgesia tópica, 19
    preenchimento associado, 23
  anestésico, 21
Boca
  ângulo da, 64
Bunny lines, 63

C

Comissura(s)
  labiais, 49
    tratamento global das, 49

D

Despigmentante(s)
  em formulações, 27
    noturna, 27

Documentação
fotográfica, 10, 29
no exame físico, 10
planejamento e, 29
de procedimentos, 29

E

Eixo(s)
vasculonervosos, 22*f*
infraorbitário e mentual, 22*f*
linha mediopupilar delimita os, 22*f*
Elevação
das sobrancelhas, 36*f*
pontos para, 36*f*
demarcação de, 36*f*
total, 37
olhar mefistofélico, 37
Empatia
planejamento e, 30
de procedimentos, 30
Envelhecimento
sinais de, 8*q*
da face, 8*q*
em diferentes grupos étnicos, 8*q*
Exame
detalhado, 10
formatos de rosto, 11
visão geral, 10
terço inferior, 11
terço médio, 11
terço superior, 10
visão lateral, 11
físico, 4
pontos relevantes do, 4
documentação fotográfica, 10
gênero, 8
grupos étnicos, 4
idade, 9

F

Face(s)
feminina, 9*q*
e masculina, 9*q*
padrão ideal das, 9*q*
formatos da, 12*q*, 14*f*
características de, 12*q*
lateral, 14*f*
visão do, 14*f*
sinais de envelhecimento da, 8*q*
comparação de, 8*q*
em diferentes grupos étnicos, 8*q*
terço superior da, 62*f*
ação da musculatura do, 62*f*
tipos de, 13*f*
Formato(s)
da face, 12*q*, 14*f*
características de, 12*q*
lateral, 14*f*
visão do, 14*f*
de rosto, 11
Formulação(ões)
diurnas, 27, 31
domiciliares, 26*q*
resumo de ácido para, 26*q*
noturna, 26, 30
ácidos, 26
despigmentantes, 27
Fronte
tratamento global da, 33
formato das sobrancelhas, 35
pontos de aplicação, 35
sobrancelhas, 35
arqueadas, 35
horizontais, 35
unidades de toxina, 34

G

Gênero
pontos relevantes do, 8
no exame físico, 8
Gestação
procedimentos e, 29
Glabela, 37
Grupo(s)
étnicos, 4
pontos relevantes do, 4
no exame físico, 4
populacionais, 8*q*
diferentes, 8*q*
sinais de envelhecimento da face, 8*q*
químico, 20*q*
classificação em relação ao, 20*q*
dos anestésicos, 20*q*

H

Hipertrofia
de masseter, 51
tratamento global da, 51

I

Idade
  pontos relevantes da, 9
    no exame físico, 9
Infecção
  no local do procedimento, 28
Interação
  medicamentosa, 28

L

Lábio(s)
  tratamento global dos, 47
    visão frontal, 48*f*
Lactação
  procedimentos e, 29
Linha
  de marionete, 49
    tratamento global da, 49
  mediopupilar, 22*f*
    delimita dois eixos, 22*f*
      vasculonervosos, 22*f*

M

Margem
  mandibular, 51
    tratamento global da, 51
Masseter
  hipertrofia de, 51
    tratamento global da, 51
  músculo, 52*f*
    tratamento do, 52*f*
Medicamento(s)
  para profilaxia de herpes, 28*q*
    no local de aplicação, 28*q*
      de preenchimento, 28*q*
Mento, 64
  tratamento global do, 49
MIRROR® *(Minimal Invasive Rejuvenation Resources for Optmial Results)*, 1
  avaliação do paciente, 3-17
    considerações gerais, 3
    exame, 4, 10
      detalhado, 10
      físico, 4
    questionário, 15
      autopercepção, 15
      avaliação médica, 17
Mucosa
  localização na, 43*f*
    do ponto de aplicação muscular, 43*f*
      para elevação da ponta nasal, 43*f*
      para o sorriso gengival, 43*f*
Músculo(s)
  corrugadores, 35*f*
    pontos de aplicação nos, 35*f*
      demarcação dos, 35*f*
  depressor oral, 50*f*
    tratamento do, 50*f*
      toxina botulínica para, 50*f*
  mentual, 50*f*
    tratamento do, 50*f*
      pontos de aplicação para, 50*f*

N

Nefertiti
  técnica de, 53*f*
    demarcação da, 53*f*
Nome(s) Comercial(is)
  relação dos, 2*q*
    produtos biológicos, 2*q*
      e equivalência de doses, 2*q*
Nutriente(s)
  suplementação de, 28

O

Olhar
  mefistofélico, 37

P

Paciente
  asiática, 39*f*
    pontos periorbiculares em, 39*f*
  avaliação do, 3-17
    considerações gerais, 3
    exame, 4, 10
      detalhado, 10
      físico, 4
    MIRROR®, 3-17
    questionário, 15
      autopercepção, 15
      avaliação médica, 17
  de etnia, *5-7f*
    afrodescendente, 6*f*
    asiática, 7*f*
    caucasiana, 5*f*
Planejamento
  para procedimentos, 25-31
    atividades, 29
      esportivas, 29

profissionais, 29
sociais, 29
documentação fotográfica, 29
empatia, 30
sensibilidade, 30
Ponta
nasal, 42, 43*f*
elevação da, 43*f*
ponto de aplicação muscular para, 43*f*
Ponto(s)
para correção, 42*f*
do sorriso de gatinho, 42*f*
demarcação do, 42*f*
periorbiculares, 39*f*
em paciente asiática, 39*f*
relevantes, 4
do exame físico, 4
documentação fotográfica, 10
gênero, 8
grupos étnicos, 4
idade, 9
Ponto(s) de Aplicação
de toxina botulínica, 50*f*
para tratamento do músculo, 50*f*
depressor oral, 50*f*
localização dos, 35
e formato das sobrancelhas, 35
muscular, 43*f*
localização na mucosa do, 43*f*
para elevação da ponta nasal, 43*f*
para o sorriso gengival, 43*f*
nos músculos corrugadores, 35*f*
demarcação dos, 35*f*
número de, 34*q*
para tratamento, 50*f*
do músculo mentual, 50*f*
Preenchedor
com equipamentos, 56
toxina botulínica e/ou, 56
Preenchimento
associado a anestésico, 23
eventos relacionados ao, 65
local de aplicação de, 28*q*
profilaxia de herpes no, 28*q*
medicamentos para, 28*q*
Preparação
para procedimentos, 25-31
Procedimento(s)
local, 28
infecção no, 28
planejamento para, 25-31
e preparação, 25-31
formulação noturna, 26, 30
formulações diurnas, 27, 31
situações clínicas, 28
a serem consideradas, 28
Projeção
malar, 44

Q

Questionário
autopercepção, 15
avaliação médica, 17

R

Região
cervical, 52, 64
complicações, 64
medidas de prevenção, 64
tratamento global da, 52
zonas de perigo, 64
do terço inferior, 64
ângulo da boca, 64
mento, 64
do terço médio da face, 63
bunny lines, 63
rugas nasais, 63
sorriso, 63, 64
de gato, 63
gengival, 64
frontal, 62
complicações, 62
medidas de prevenção, 62
zonas de perigo, 62
glabelar, 63
complicações, 63
medidas de prevenção, 63
zonas de perigo, 63
orbicular, 63
complicações, 63
medidas de prevenção, 63
zonas de perigo, 63
temporal, 38
rugas periorbitárias, 38
Rosto
formatos de, 11
Ruga(s)
faciais, 51
tratamento global das, 51
nasais, 41, 63
periorbitárias, 38
considerações especiais, 38
região temporal, 38

S

Sensibilidade
planejamento e, 30
de procedimentos, 30
Situação(ões) Clínica(s)
a serem consideradas, 28
contraindicação, 29
gestação, 29
infecção, 28
no local do procedimento, 28
interação medicamentosa, 28
lactação, 29
Sobrancelha(s)
arqueadas, 35
elevação das, 36*f*
pontos para, 36*f*
demarcação de, 36*f*
formato das, 35
pontos de aplicação e, 35
localização dos, 35
horizontais, 35
Sorriso
de gatinho, 42*f*
correção do, 42*f*
demarcação do ponto para, 42*f*
de gato, 63
gengival, 43*f*, 44, 64
ponto de aplicação muscular para, 43*f*
localização na mucosa do, 43*f*
Substância(s)
injetoras, 57
associação de, 57
Sulco
nasogeniano, 45
nasojugal, 42
Suplementação
de nutrientes, 28

T

Terço
inferior, 11, 47-53, 64
da região malar, 11
até os lábios, 11
região do, 64
ângulo da boca, 64
mento, 64
tratamento global do, 47-53
bigode chinês, 49
comissuras labiais, 49
hipertrofia de masseter, 51
lábios, 47
linha de marionete, 49
margem mandibular, 51
mento, 49
região cervical, 52
rugas faciais, 51
médio, 11, 12*f*, 41-45, 63
classificação das zonas do, 12*f*
de Terino & Flowers, 12*f*
da face, 63
região do, 63
da região malar, 11
até a linha mandibular, 11
tratamento global do, 41-45
ponta nasal, 42
projeção malar, 44
rugas nasais, 41
sorriso gengival, 44
sulco, 42, 45
nasogeniano, 45
nasojugal, 42
superior, 10, 33-39, 62*f*
da face, 62*f*
ação da musculatura do, 62*f*
da implantação dos cabelos, 10
até a órbita, 10
tratamento global do, 33-39
elevação total, 37
fronte, 33
glabela, 37
rugas periorbitárias, 38
Terino & Flowers
classificação de, 12*f*
das zonas, 12*f*
do terço médio, 12*f*
Toxina
botulínica, 56, 59, 61
complicações, 59
e/ou preenchedor, 56
com equipamentos, 56
medidas de prevenção, 59
tipo A, 61
eventos relacionados com, 61
zonas de perigo, 59
unidades de, 34
pontos de aplicação, 34*q*
número de, 34*q*
total de, 34*q*

Tratamento Global
do terço inferior, 47-53
bigode chinês, 49
comissuras labiais, 49
hipertrofia de masseter, 51
lábios, 47
linha de marionete, 49
margem mandibular, 51
mento, 49
região cervical, 52
rugas faciais, 51
do terço médio, 41-45
ponta nasal, 42
projeção malar, 44
rugas nasais, 41
sorriso gengival, 44
sulco, 42, 45
nasogeniano, 45
nasojugal, 42
do terço superior, 33-39
elevação total, 37
olhar mefistofélico, 37
fronte, 33
formato das sobrancelhas, 35
pontos de aplicação, 35
sobrancelhas, 35
arqueadas, 35
horizontais, 35
unidades de toxina, 34
glabela, 37
rugas periorbitárias, 38
considerações especiais, 38
região temporal, 38

V

Visão
lateral, 11, 14*f*
do formato da face, 14*f*
Visão Geral
terço inferior, 11
da região malar, 11
até os lábios, 11
terço médio, 11, 12*f*
classificação das zonas do, 12*f*
de Terino & Flowers, 12*f*
da região malar, 11
até a linha mandibular, 11
terço superior, 10
da implantação dos cabelos, 10
até a órbita, 10

Z

Zona(s)
de perigo, 59-65
complicações, 59-65
medidas de prevenção, 59-65
do terço médio, 12*f*
classificação das, 12*f*
de Terino & Flowers, 12*f*